儿童
家庭护理指南
——常见病护理·用药指导

杨静娴　主编

化学工业出版社

·北京·

内 容 简 介

本书形式新颖，利用思维导图模式对儿童常见病进行简要介绍，并反映目前儿童用药情况，内容简洁，实用性强。全书共分七章，内容包括儿童生长发育特点与用药常识、儿童常见疾病（症状）的合理用药、儿童过敏性疾病的合理用药、儿童感染性疾病的合理用药、新生儿合理用药、儿童五官疾病的合理用药、儿童意外急症的家庭急救措施。

本书适合广大医务工作者及儿童家长阅读。

图书在版编目（CIP）数据

儿童家庭护理指南：常见病护理·用药指导 / 杨静娴主编 .
—北京：化学工业出版社，2020.3
ISBN 978-7-122-36108-0

Ⅰ.①儿…　Ⅱ.①杨…　Ⅲ.①儿科学 - 护理学 - 指南
Ⅳ.① R473.72-62

中国版本图书馆 CIP 数据核字（2020）第 014864 号

责任编辑：张　蕾　　　　　　　　　　　文字编辑：吴开亮
责任校对：王　静　　　　　　　　　　　装帧设计：关　飞

出版发行：化学工业出版社（北京市东城区青年湖南街 13 号　邮政编码 100011）
印　　刷：北京京华铭诚工贸有限公司
装　　订：三河市振勇印装有限公司
880mm×1230mm　1/16　印张 6¼　字数 278 千字　2020 年 10 月北京第 1 版第 1 次印刷

购书咨询：010-64518888　　　　　　　　售后服务：010-64518899
网　　址：http：//www.cip.com.cn

凡购买本书，如有缺损质量问题，本社销售中心负责调换。

定　　价：59.80 元

编写人员名单

主 编

杨静娴

编 者

罗 娜	齐丽娜	陶红梅	姜鸿昊	雷 杰
郭志慧	黄腾飞	韩艳艳	宋巧琳	张 健
李 娜	李 丹	张 进	宋立音	赵春娟
夏 欣	王 慧	赵 蕾	马可佳	李慧婷
赵 慧	远程飞	吴 宁	董 慧	张 彤

◀ 前 言 ▶

儿童是一个特殊的群体，首要特点是持续地成长，伴随年龄的递增，组织和器官不断地发育，功能和代谢日趋成熟，使药品在体内的过程具有特殊性。我国儿童药品的制剂、规格少之甚少，很多医生采用成人剂量折算，甚至用成人制剂替代。但是由于群体的特殊性，儿童用药是不能简单地按成人剂量折算的，那样是不严谨、不科学的。儿童的器官、组织的发育不健全，对药品的吸收、分布、代谢和排泄与成人极不相同，有着极大的差异。因此，用药剂量必须按照儿童体重或按体表面积计算。家长必须监护孩子用药，储备一定的科学用药知识，对药品不良反应保持高度警惕，对儿童用药要权衡利弊，千万慎重。为此，我们策划编写了此书。

本书形式新颖，采用思维导图模式对儿童常见病进行简要介绍，并反映目前儿童用药情况。全书共分七章，内容包括儿童生长发育特点与用药常识、儿童常见疾病（症状）的合理用药、儿童过敏性疾病的合理用药、儿童感染性疾病的合理用药、新生婴儿合理用药、儿童五官疾病的合理用药、儿童意外急症的家庭急救措施。

由于编者水平及掌握的资料有限，尽管尽心尽力，但疏漏及不当之处在所难免，敬请广大读者批评指正，以便及时修订与完善。

编者

2020 年 5 月

目 录

第一章

儿童生长发育特点与用药常识

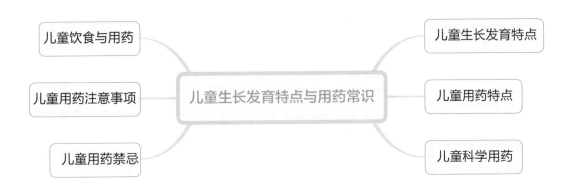

儿童饮食与用药

儿童用药注意事项

儿童用药禁忌

儿童生长发育特点与用药常识

儿童生长发育特点

儿童用药特点

儿童科学用药

第一节　儿童生长发育特点

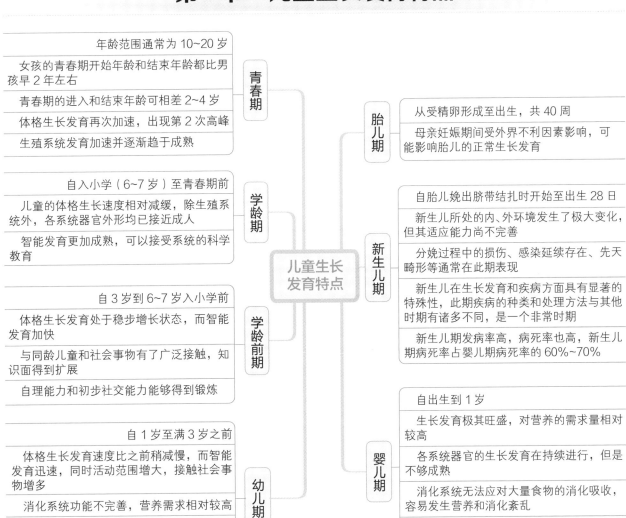

青春期
- 年龄范围通常为 10~20 岁
- 女孩的青春期开始年龄和结束年龄都比男孩早 2 年左右
- 青春期的进入和结束年龄可相差 2~4 岁
- 体格生长发育再次加速，出现第 2 次高峰
- 生殖系统发育加速并逐渐趋于成熟

学龄期
- 自入小学（6~7 岁）至青春期前
- 儿童的体格生长速度相对减缓，除生殖系统外，各系统器官外形均已接近成人
- 智能发育更加成熟，可以接受系统的科学教育

学龄前期
- 自 3 岁到 6~7 岁入小学前
- 体格生长发育处于稳步增长状态，而智能发育加快
- 与同龄儿童和社会事物有了广泛接触，知识面得到扩展
- 自理能力和初步社交能力能够得到锻炼

幼儿期
- 自 1 岁至满 3 岁之前
- 体格生长发育速度比之前稍减慢，而智能发育迅速，同时活动范围增大，接触社会事物增多
- 消化系统功能不完善，营养需求相对较高
- 断乳及转乳期食物添加需在此时进行
- 幼儿对危险的识别及自我保护能力都有限
- 意外伤害发生率非常高，需格外注意防护

儿童生长发育特点

胎儿期
- 从受精卵形成至出生，共 40 周
- 母亲妊娠期间受外界不利因素影响，可能影响胎儿的正常生长发育

新生儿期
- 自胎儿娩出脐带结扎时开始至出生 28 日
- 新生儿所处的内、外环境发生了极大变化，但其适应能力尚不完善
- 分娩过程中的损伤、感染延续存在、先天畸形等通常在此期表现
- 新生儿在生长发育和疾病方面具有显著的特殊性，此期疾病的种类和处理方法与其他时期有诸多不同，是一个非常时期
- 新生儿期发病率高，病死率也高，新生儿期病死率占婴儿期病死率的 60%~70%

婴儿期
- 自出生到 1 岁
- 生长发育极其旺盛，对营养的需求量相对较高
- 各系统器官的生长发育在持续进行，但是不够成熟
- 消化系统无法应对大量食物的消化吸收，容易发生营养和消化紊乱
- 婴儿体内来自母体的抗体逐渐减少，自身的免疫功能尚未成熟，抗感染能力较差

第二节　儿童用药特点

儿童用药特点

不滥用抗病毒药
- 严格掌握抗病毒药使用范围,如普通感冒、手足口病等一般无需使用
- 应用过程中严密观察不良反应
- 小剂量、短时间用药

不滥用抗生素
- 能不用抗生素尽量不用
- 有明确感染指征时,一般选择较为安全的青霉素、头孢菌素、红霉素类,不能选择氯霉素类、氨基糖苷类、四环素类、氟喹诺酮类等
- 应用过程中应仔细监护不良反应和儿童用药的依从性,不宜漏服
- 一般感染宜口服
- 严重感染给药方法首选为静脉滴注、静脉注射或肌内注射,一旦病情好转应及时改为口服替代
- 最好只用一种药

儿童服用成人药物的隐患
- 儿童用药剂量不明确,可引起不良反应甚至死亡。给药剂量不足可使治疗无效;剂量过大可引起中毒
- 由于没有适宜的儿童剂型,一些有疗效的药物根本无法应用于儿童

儿童容易接受的药物剂型
- 糖浆剂
- 干糖浆剂
- 果味型片剂
- 颗粒剂
- 滴剂
- 口服液

新生儿用药特点
- 口服给药难以吸收,给药剂量难以估计
- 建议直肠给药(灌肠、栓剂)
- 注射建议采用静脉滴注
- 新生儿血脑屏障的功能发育不完全,镇静催眠药、镇痛药、全身麻醉药、抗生素(四环素、红霉素、氯霉素等),容易透过血脑屏障,出现中毒症状
- 新生儿的肝、肾功能未发育完全,极易引起蓄积中毒,应用磺胺药和硝基呋喃类药(呋喃西林、呋喃唑酮、呋喃妥因)时可出现溶血现象
- 新生儿的皮肤薄,体表面积相对较成人大,皮肤局部用药吸收较多,注意避免引起全身中毒
- 少用药,小剂量,短时间,采用直肠或静脉给药

婴幼儿用药特点
- 口服给药时以糖浆剂为宜
- 口服混悬剂在使用前应充分摇匀
- 维生素 AD 滴剂严禁给熟睡、哭闹的婴儿喂服
- 常用静脉注射和静脉滴注
- 可适当使用镇静药,镇静药的用量:年龄越小,剂量可相对偏大
- 婴幼儿禁用吗啡、哌替啶等药物
- 慎用氨茶碱

儿童期用药特点
- 对一般药物的排泄比较快
- 注意预防水、电解质平衡紊乱
- 激素类药物应慎用
- 骨和牙齿发育易受药物影响
- 8 岁以下儿童禁用四环素类抗生素
- 18 岁以下的儿童及青少年禁用氟喹诺酮类药物
- 严格掌握剂量,注意用药间隔时间

第三节　儿童科学用药

婴儿药物剂量＝（月龄 × 成人量）÷150

小儿药物剂量＝（年龄 × 成人量）÷
（年龄 +12）

按年龄计算剂量

年龄	剂量
出生~1个月	成人剂量的1/18~1/14
1~6个月	成人剂量的1/14~1/7
6个月~1岁	成人剂量的1/7~1/5
1~2岁	成人剂量的1/5~1/4
2~4岁	成人剂量的1/4~1/3
4~6岁	成人剂量的1/3~2/5
6~9岁	成人剂量的2/5~1/2
9~14岁	成人剂量的1/2~2/3
14~18岁	成人剂量的2/3~全量
18~60岁	成人剂量的3/4~全量
60岁以上	成人剂量的3/4

按体重计算剂量

若已知儿童的每千克体重的剂量,直接乘以体重即可得 1 日或 1 次剂量

小儿剂量＝成人剂量 ÷60× 小儿体重（kg）

不知儿童每千克体重的剂量

1 ~ 6个月小儿体重（kg）＝（月龄 ×0.6+3）kg
7 ~ 12个月小儿体重（kg）＝（月龄 ×0.5+3）kg
1 ~ 10岁小儿体重（kg）＝（年龄 ×2+8）kg

不知儿童的体重

不论任何年龄,其每平方米体表表面积的剂量是相同的

按体表面积计算剂量

婴幼儿剂量的计算方法

剂型不同,药理作用不同

剂型不同,应用效果不同

剂型不同,作用的快慢、强度、作用持续时间也不相同

给药途径与药物效能

药物说明书需包含有关药物的安全性、有效性等基本科学信息

要求写得具体、详细、明确,语言通俗、严谨、易懂

【药物名称】[通用名、曾用名、商品名、英文名、汉语拼音、主要成分及其化学名称、结构式（注: 复方制剂应写为"本品为复方制剂,其组分为:")]【性状】【药理毒理】【药代动力学】【适应证】【用法用量】【不良反应】【禁忌证】【注意事项】【妊娠及哺乳期妇女用药】【儿童用药】【老年患者用药】【药物相互作用】【药物过量】【规格】【贮藏】【包装】【有效期】【批准文号】（或注册批准文号）【生产企业】（企业名称、地址、邮政编码、电话号码、传真号码、网址）

读懂药物说明书

药物的血浆半衰期的长短

药物在体内的血浆浓度与治疗所需浓度的比例

时辰药理学特征

疾病的时间特征

治疗成本和患者用药的依从性

药物一日应用次数的确定

儿童科学用药

重量以千克（kg）、克（g）、毫克（mg）、微克（μg）、纳克（ng）为单位

容量以升（L）、毫升（ml）、微升（μl）为单位

有些药物以国际单位（IU）、单位（U）计算

片剂、丸剂、胶囊剂、散剂、颗粒剂分别以片、丸、粒、袋为单位

溶液剂以支、瓶为单位

软膏及乳膏剂以支、盒为单位

注射剂以支、瓶为单位

饮片以剂为单位

重量换算: 1kg=1000g,1g=1000mg,1mg=1000μg, 1μg=1000ng

容量换算: 1L=1000ml,1ml=1000μl

儿童用药剂量及换算

抗菌药物

抗疟药

抗肠道寄生虫药

糖皮质激素

调整菌群失调的微生态制剂

肠道抗应激药

医嘱里提示首剂加倍的药物

口服、注射（皮下、皮内、动脉、静脉、肌内、鞘内）、静脉滴注、吸入、滴入、透入、置入、灌肠和局部给药（含漱、洗涤、涂敷、湿敷、喷雾、直肠或阴道塞入）

选择因素
- 药效出现的快慢
- 疾病部位与病理特点
- 剂型的特点
- 患者的身体状况

药物的用法

内包装

产品名称（包括国际非专利名和商品名、英文名、汉语拼音）,产品中的活性成分、非活性成分,内容物的净含量（包括某些组分如乙醇、生物碱等的含量）,适应证,用法用量,注意事项及忠告,注册号及商标、贮存条件、有效期、生产批准文号、生产批号、生产商、包装商名称

外包装

标识品名、剂型、规格、单位剂量、总包装量

防伪（条形码、荧光图形）和防拆（防拆线、贴封）标志,注册商标,生产批准文号和生产批号

生产公司、地址、咨询电话

药物标识物内容

儿童禁用氟喹诺酮类药
- 氟喹诺酮类药可对儿童造成软骨损害
- 可导致残疾或使孩子身高增长受抑
- 骨骼系统尚未发育完全的 18 岁以下青少年、儿童不能应用

儿童慎用万古霉素

肾毒性
- 万古霉素可直接损伤肾脏、肾小管内皮
- 肾毒性可为一过性，也可为永久性损伤

肾毒性的危险因素
- 联合应用其他具肾毒性药物
- 万古霉素血浆药物浓度过高
- 万古霉素主要经肾脏排泄
- 用药剂量过大
- 静脉滴注速度过快
- 用药时间长

注意事项
- 新生儿禁用
- 避免与其他有肾毒性的药物联用
- 静脉滴注的稀释浓度宜不超过5mg/ml
- 滴注时间宜控制在1~2小时
- 用药前、后宜多饮水

不能同时服用的西药、中成药
- 四环素类不能与含钙的中药，如石膏、牛黄解毒片等合用
- 含溴的西药如三溴合剂、溴化钠、溴化钙等，不能与含汞的朱砂及含朱砂的中成药合用
- 维生素B₁不能与大黄、五倍子、石榴皮等中药合用
- 阿司匹林不能与甘草、鹿茸等中药合用

药物不良反应的预防
- 避免滥用药，减少合并用药的数量
- 选择最佳给药方法，严格控制给药间隔、持续时间及疗程
- 注意年龄、性别和个体差异
- 注意药物相互作用和配伍禁忌
- 用药前要仔细阅读药物说明书
- 对以往有药物过敏史、家族过敏史和特异质的人群，对曾发生或可疑发生不良反应的药物须尽力防范
- 对易致过敏的药物在用前宜进行皮肤敏感试验
- 一旦发生不良反应，宜立即去医院进行对症治疗，并酌情停用、减量或继续治疗
- 抗过敏药的应用要及时

儿童用药禁忌

新生儿禁用氯霉素
- 新生儿肝、肾功能未发育完全，易引起蓄积中毒
- 氯霉素及毒性代谢物在体内聚积影响新生儿心脏、呼吸、血管功能，引起使循环衰竭的"灰婴综合征"
- 妊娠期妇女应尽量避免使用氯霉素
- 硝基呋喃类药应禁用

新生儿禁用磺胺类药
- 新生儿血脑屏障通透性强，大量的胆红素可进入新生儿脑组织，发生危险的核黄疸
- 磺胺药与血浆蛋白的亲和力强于胆红素，使得较多的游离胆红素进入血液循环，并沉积在某些组织中；若沉积在脑组织则可引起核黄疸
- 磺胺药所致的过敏反应非常常见
- 有些药物结构类似磺酰胺，易对以往磺胺药过敏者诱发过敏，应禁用

儿童慎用阿奇霉素
- 阿奇霉素可引起肝损害，导致药物性肝炎、肝衰竭，甚至死亡
- 儿童使用阿奇霉素需严格掌握指征
- 能口服尽量不静脉滴注：口服注意胃肠道不良反应，静脉滴注注意滴速

儿童慎用尼美舒利
- 尼美舒利可引起急性肝炎、重症肝炎、重症肝损害
- 对中枢神经系统和肝脏、肾脏造成损伤
- 用于儿童镇痛发热治疗时易发生不良反应
- 禁止 12 岁以下儿童使用尼美舒利

儿童慎用硝基呋喃类药
- 新生儿的红细胞中缺乏葡萄糖 -6- 磷酸脱氢酶
- 显著缺乏葡萄糖 -6- 磷酸脱氢酶会导致蚕豆病
- 新生儿服用磺胺药和硝基呋喃类药时，葡萄糖 -6- 磷酸脱氢酶不足，可出现溶血现象

第五节　儿童用药注意事项

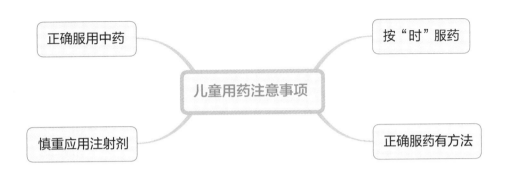

一、按"时"服药

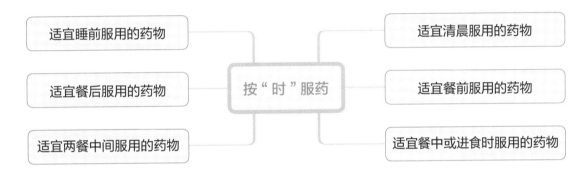

1. 适宜清晨服用的药物

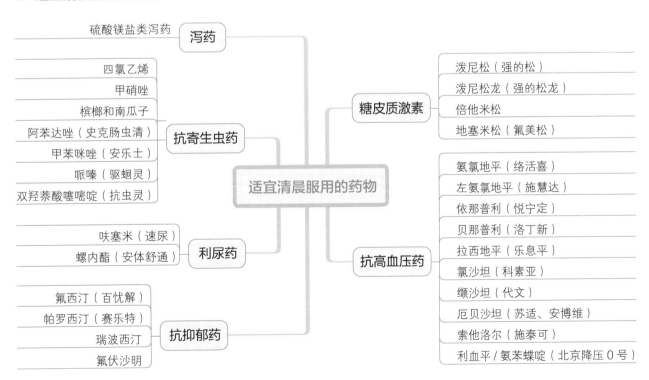

2. 适宜餐前服用的药物

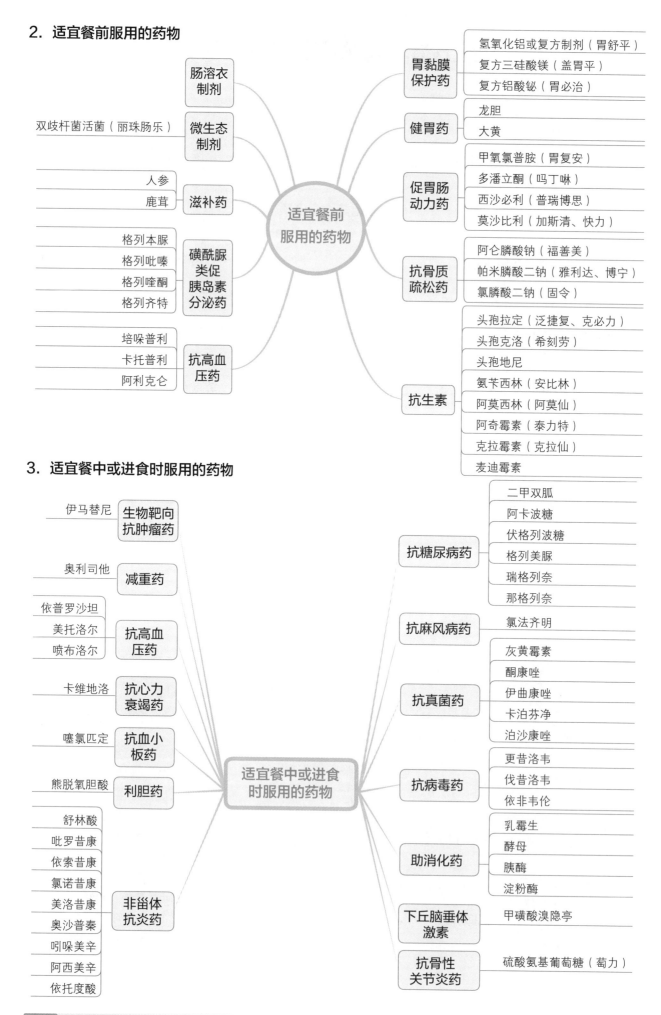

肠溶衣制剂

双歧杆菌活菌（丽珠肠乐）—— 微生态制剂

人参
鹿茸 —— 滋补药

格列本脲
格列吡嗪
格列喹酮
格列齐特 —— 磺酰脲类促胰岛素分泌药

培哚普利
卡托普利
阿利克仑 —— 抗高血压药

适宜餐前服用的药物

胃黏膜保护药
氢氧化铝或复方制剂（胃舒平）
复方三硅酸镁（盖胃平）
复方铝酸铋（胃必治）

健胃药
龙胆
大黄

促胃肠动力药
甲氧氯普胺（胃复安）
多潘立酮（吗丁啉）
西沙必利（普瑞博思）
莫沙比利（加斯清、快力）

抗骨质疏松药
阿仑膦酸钠（福善美）
帕米膦酸二钠（雅利达、博宁）
氯膦酸二钠（固令）

抗生素
头孢拉定（泛捷复、克必力）
头孢克洛（希刻劳）
头孢地尼
氨苄西林（安比林）
阿莫西林（阿莫仙）
阿奇霉素（泰力特）
克拉霉素（克拉仙）
麦迪霉素

3. 适宜餐中或进食时服用的药物

伊马替尼 —— 生物靶向抗肿瘤药

奥利司他 —— 减重药

依普罗沙坦
美托洛尔
喷布洛尔 —— 抗高血压药

卡维地洛 —— 抗心力衰竭药

噻氯匹定 —— 抗血小板药

熊脱氧胆酸 —— 利胆药

舒林酸
吡罗昔康
依索昔康
氯诺昔康
美洛昔康
奥沙普秦
吲哚美辛
阿西美辛
依托度酸 —— 非甾体抗炎药

适宜餐中或进食时服用的药物

抗糖尿病药
二甲双胍
阿卡波糖
伏格列波糖
格列美脲
瑞格列奈
那格列奈

抗麻风病药
氯法齐明

抗真菌药
灰黄霉素
酮康唑
伊曲康唑
卡泊芬净
泊沙康唑

抗病毒药
更昔洛韦
伐昔洛韦
依非韦伦

助消化药
乳霉生
酵母
胰酶
淀粉酶

下丘脑垂体激素
甲磺酸溴隐亭

抗骨性关节炎药
硫酸氨基葡萄糖（葡力）

4. 适宜两餐中间服用的药物

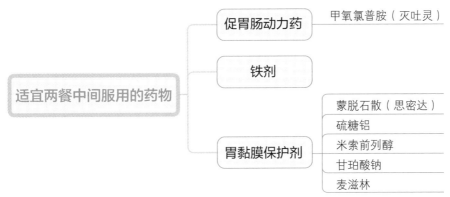

适宜两餐中间服用的药物
- 促胃肠动力药 —— 甲氧氯普胺（灭吐灵）
- 铁剂
- 胃黏膜保护剂
  - 蒙脱石散（思密达）
  - 硫糖铝
  - 米索前列醇
  - 甘珀酸钠
  - 麦滋林

5. 适宜餐后服用的药物

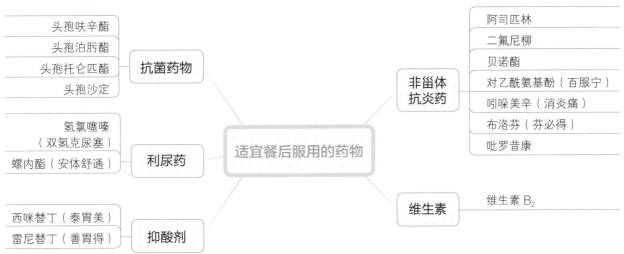

适宜餐后服用的药物
- 抗菌药物
  - 头孢呋辛酯
  - 头孢泊肟酯
  - 头孢托仑匹酯
  - 头孢沙定
- 利尿药
  - 氢氯噻嗪（双氢克尿塞）
  - 螺内酯（安体舒通）
- 抑酸剂
  - 西咪替丁（泰胃美）
  - 雷尼替丁（善胃得）
- 非甾体抗炎药
  - 阿司匹林
  - 二氟尼柳
  - 贝诺酯
  - 对乙酰氨基酚（百服宁）
  - 吲哚美辛（消炎痛）
  - 布洛芬（芬必得）
  - 吡罗昔康
- 维生素 —— 维生素 B_2

6. 适宜睡前服用的药物

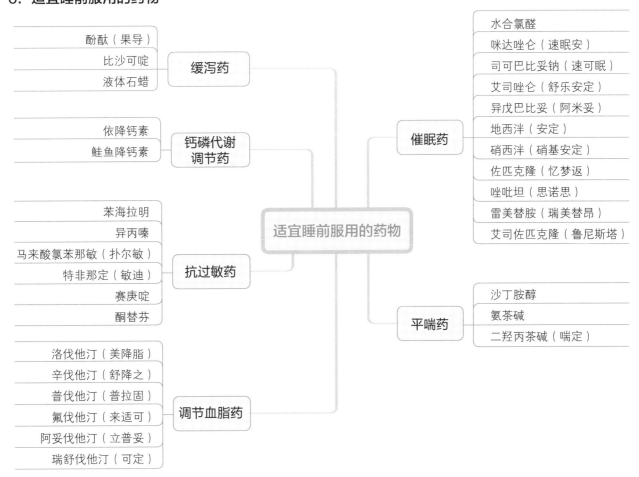

适宜睡前服用的药物
- 缓泻药
  - 酚酞（果导）
  - 比沙可啶
  - 液体石蜡
- 钙磷代谢调节药
  - 依降钙素
  - 鲑鱼降钙素
- 抗过敏药
  - 苯海拉明
  - 异丙嗪
  - 马来酸氯苯那敏（扑尔敏）
  - 特非那定（敏迪）
  - 赛庚啶
  - 酮替芬
- 调节血脂药
  - 洛伐他汀（美降脂）
  - 辛伐他汀（舒降之）
  - 普伐他汀（普拉固）
  - 氟伐他汀（来适可）
  - 阿妥伐他汀（立普妥）
  - 瑞舒伐他汀（可定）
- 催眠药
  - 水合氯醛
  - 咪达唑仑（速眠安）
  - 司可巴比妥钠（速可眠）
  - 艾司唑仑（舒乐安定）
  - 异戊巴比妥（阿米妥）
  - 地西泮（安定）
  - 硝西泮（硝基安定）
  - 佐匹克隆（忆梦返）
  - 唑吡坦（思诺思）
  - 雷美替胺（瑞美替昂）
  - 艾司佐匹克隆（鲁尼斯塔）
- 平喘药
  - 沙丁胺醇
  - 氨茶碱
  - 二羟丙茶碱（喘定）

二、正确服药有方法

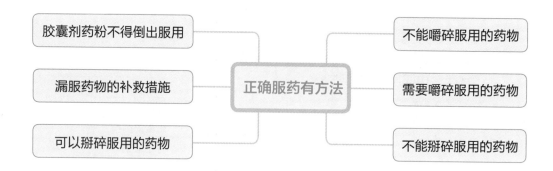

- 胶囊剂药粉不得倒出服用
- 漏服药物的补救措施
- 可以掰碎服用的药物
- **正确服药有方法**
- 不能嚼碎服用的药物
- 需要嚼碎服用的药物
- 不能掰碎服用的药物

1. 不能嚼碎服用的药物

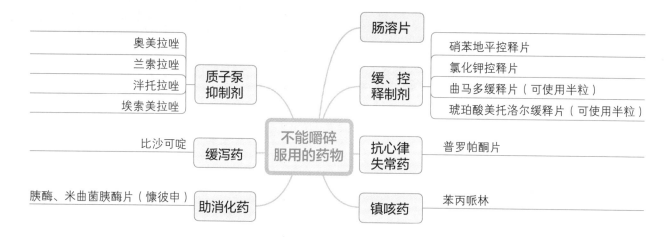

- 质子泵抑制剂
  - 奥美拉唑
  - 兰索拉唑
  - 泮托拉唑
  - 埃索美拉唑
- 缓泻药
  - 比沙可啶
- 助消化药
  - 胰酶、米曲菌胰酶片（慷彼申）
- **不能嚼碎服用的药物**
- 肠溶片
- 缓、控释制剂
  - 硝苯地平控释片
  - 氯化钾控释片
  - 曲马多缓释片（可使用半粒）
  - 琥珀酸美托洛尔缓释片（可使用半粒）
- 抗心律失常药
  - 普罗帕酮片
- 镇咳药
  - 苯丙哌林

2. 需要嚼碎服用的药物

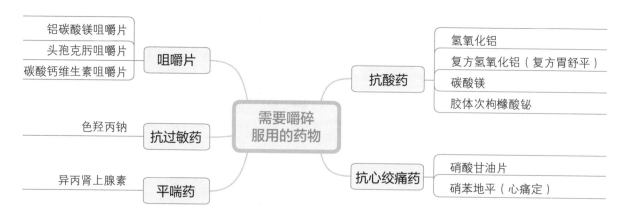

- 咀嚼片
  - 铝碳酸镁咀嚼片
  - 头孢克肟咀嚼片
  - 碳酸钙维生素咀嚼片
- 抗过敏药
  - 色羟丙钠
- 平喘药
  - 异丙肾上腺素
- **需要嚼碎服用的药物**
- 抗酸药
  - 氢氧化铝
  - 复方氢氧化铝（复方胃舒平）
  - 碳酸镁
  - 胶体次枸橼酸铋
- 抗心绞痛药
  - 硝酸甘油片
  - 硝苯地平（心痛定）

3. 不能掰碎服用的药物

硝苯地平控释片（拜新同）
吲达帕胺缓释片（纳催离）
非洛地平缓释片（波依定）
甲磺酸多沙唑嗪控释片（可多华）
格列齐特缓释片（达美康缓释片）
格列吡嗪缓释片（秦苏）
格列吡嗪控释片（瑞易宁） —— 不可掰碎的缓释制剂 —— 不能掰碎服用的药物
双氯芬酸钠缓释片（扶他林）
克拉霉素缓释片（诺邦）
丙戊酸钠缓释片（典泰）
吡贝地尔缓释片（泰舒达）
硫酸吗啡缓释片（美施康定）
氯化钾缓释片（补达秀）

4. 可以掰碎服用的药物

可以掰碎服用的药物

咪唑斯汀缓释片
- 用于 12 岁以上儿童及成人所患的荨麻疹、季节性过敏性鼻炎（花粉症）及常年性过敏疾病
- 剂量为每次 10mg（1 片），每日 1 次

卡左双多巴控释片（息宁）
- 用于原发性、脑炎后帕金森病，症状性帕金森病（一氧化碳或锰中毒）
- 服药间隔为 4～12 小时
- 不能研碎或咀嚼
- 剂型为 25mg，100mg 的药片只可整片服用

盐酸奥昔布宁缓释片（依静）
- 用于治疗合并有急（紧）迫性尿失禁、尿急、尿频等症状的膀胱过度活动症
- 初始剂量为每次 5mg（半片），然后根据疗效和耐受性渐增剂量，每次增加 5mg，最大剂量 30mg/日，每日 1 次
- 需随液体吞服，不能嚼碎或压碎

单硝酸异山梨酯缓释片
- 用于血管痉挛型和混合型心绞痛
- 用于心肌梗死后的治疗及慢性心力衰竭的长期治疗
- 剂量宜个体化，并依据临床症状做相应调整，晨起服用
- 初始 2～4 天一次 30mg，正常剂量为 60mg，必要时可增为 120mg/日，每日 1 次
- 整片或半片服用前应保持完整，用大约 100ml 水吞服

琥珀酸美托洛尔缓释片（倍他乐克）
- 用于高血压，每次 47.5～95mg
- 用于心绞痛，每次 95～190mg
- 心功能 II 级的稳定性心力衰竭，每次 23.75mg，2 周后可增为 47.5mg，晨起服用
- 心功能 III～IV 级的稳定性心力衰竭，每次 11.875mg，每日 1 次，晨起服用
- 不能咀嚼或压碎，服用时应用至少 100ml 水送服

丙戊酸钠缓释片（德巴金）
- 用于抗癫痫，成人每日 20～30mg/kg；儿童每日 30mg/kg
- 用于抗躁狂，成人初始剂量 500mg/日，分 2 次服用，一周增至 1500mg/日；维持剂量 1000～2000mg/日，每日 1～2 次。在癫痫得到良好控制的情况下，可考虑每日服药 1 次
- 不能研碎或咀嚼

5. 漏服药物的补救措施

漏服药物的补救措施

- 需服用多次的药物
  - 如漏服时间不超过2次服药间隔的半数时间（2～3小时），可补服
  - 若超过2次服药间隔的半数时间（4～6小时）不宜补服，仅服用下次的剂量

- 需服用2次的药物
  - 如漏服时间不超过2次服药间隔的半数时间（4～6小时），可补服
  - 若超过2次服药间隔的半数时间（6～8小时）不宜补服，仅服用下次的剂量

- 仅需服用1次的药物
  - 如果漏服时间不超过1日，可补服
  - 如果超过1日，仅服用第2日的剂量
  - 严禁追加剂量，以免发生意外

6. 胶囊剂药粉不得倒出服用

胶囊剂药粉不得倒出服用

- 部分药物有恶臭、苦味、异味，如果倒出来会减弱服药的舒适度

- 部分胶囊剂具有肠溶的性质，若抛弃了胶囊壳，则会失去肠溶作用

- 胶囊外壳可保护药物免受光线、潮湿、温度和氧气的影响，增加药物的稳定性，若将药粉倒出来则失去了保护作用

三、慎重应用注射剂

慎重应用注射剂

头孢菌素皮肤敏感试验
- 对青霉素过敏者慎用头孢菌素
- 不能以青霉素皮试液来判断患者对头孢菌素是否过敏
- 每种头孢菌素应做针对性强的皮试
- 皮试中可发生严重反应（发生率2.3%）
- 过敏反应发生时间一般是在接触抗原后的3～5日
- 对药物说明书明确提示皮试的药物必须进行皮试

青霉素与头孢菌素的交叉过敏性
- 发生率为3%～15%
- 头孢菌素类7位侧链和青霉素6位侧链是交叉过敏的基础
- 两者侧链结构越相似，交叉过敏反应越强
- 若两者侧链结构完全不同，则可能不发生交叉过敏反应

青霉素皮肤敏感试验
- 青霉素药物血清病型反应发生率为2%～7%
- 过敏性休克发生率为0.004%～0.04%
- 对青霉素类所有药物均以青霉素溶液进行皮肤试验

静脉滴注与口服给药选择
- 除急性疾病者、抢救濒危者、昏迷者、无法进食者以及必须静脉给药的药物（没有口服制剂的），可以通过静脉滴注给药外，大多数给药应以口服为主
- 对于慢性病、常见病、可进食者或适宜口服给药者非必要无需注射
- 口服与注射给药在生物等效性近似的，常见病或适宜口服给药者非必要无需注射
- 在病情稳定后采用序贯治疗，特别是感染性疾病，尽快由静脉滴注改为口服给药
- 能口服的不注射，能注射的不输液

静脉滴注的速度
- 儿童和老年人、心肾功能较差的人必须慢滴
- 因腹泻、呕吐、出血、烧伤等引起人体严重脱水而发生休克者，静脉滴注的速度要快
- 患严重心、肺疾病及肾功能不良者，不宜静脉滴注
- 高渗氯化钠注射液、钾剂、升压药的滴速宜慢
- 治疗脑出血、颅内压增高的疾病时，通常要求在15～30分钟滴完20%甘露醇注射液250ml
- β－内酰胺类浓度依赖性杀菌类抗生素（青霉素类、头孢菌素类、氧头孢烯、碳青霉烯类）也应快速静滴，以迅速杀菌
- 治疗脑卒中常用药，成人以40～60滴/分钟、儿童以30～50滴/分钟的滴速较安全

四、正确服用中药

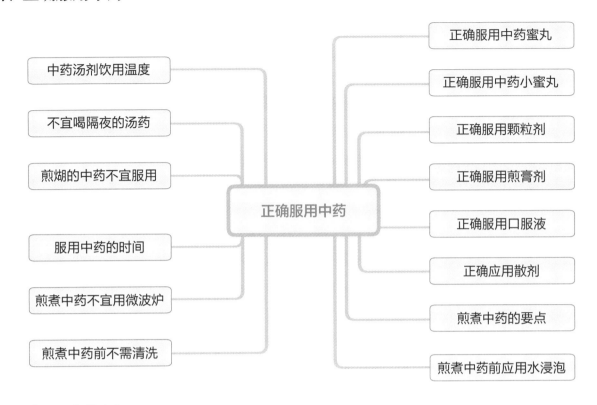

1. 正确服用中药蜜丸

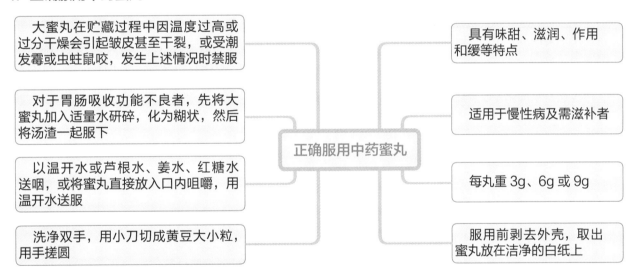

2. 正确服用中药小蜜丸

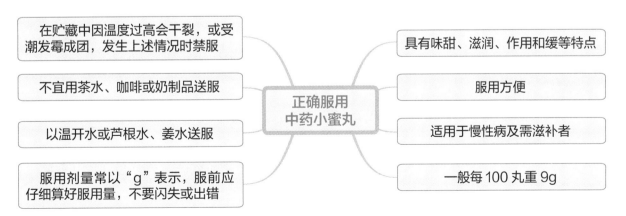

3. 正确服用颗粒剂

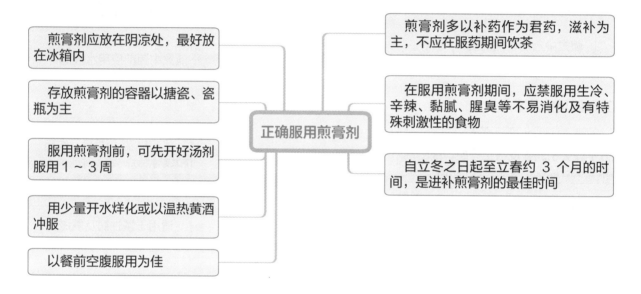

正确服用颗粒剂

- 颗粒剂易吸湿，应放在干燥处保存
- 不宜加糖服用
- 服用中药颗粒剂所溶药的容器最好为搪瓷、玻璃、陶瓷或不锈钢等用具
- 可溶型颗粒剂宜用温开水冲服
- 混悬型颗粒剂用水冲开后，如有部分药物不溶解，也应一并服用
- 泡腾型颗粒加水泡腾溶解后服用
- 肠溶颗粒、缓释颗粒、控释颗粒宜直接吞服

4. 正确服用煎膏剂

正确服用煎膏剂

- 煎膏剂应放在阴凉处，最好放在冰箱内
- 存放煎膏剂的容器以搪瓷、瓷瓶为主
- 服用煎膏剂前，可先开好汤剂服用1～3周
- 用少量开水烊化或以温热黄酒冲服
- 以餐前空腹服用为佳
- 煎膏剂多以补药作为君药，滋补为主，不应在服药期间饮茶
- 在服用煎膏剂期间，应禁服用生冷、辛辣、黏腻、腥臭等不易消化及有特殊刺激性的食物
- 自立冬之日起至立春约3个月的时间，是进补煎膏剂的最佳时间

5. 正确服用口服液

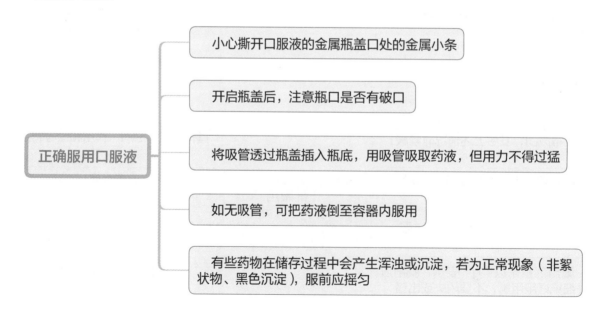

正确服用口服液

- 小心撕开口服液的金属瓶盖口处的金属小条
- 开启瓶盖后，注意瓶口是否有破口
- 将吸管透过瓶盖插入瓶底，用吸管吸取药液，但用力不得过猛
- 如无吸管，可把药液倒至容器内服用
- 有些药物在储存过程中会产生浑浊或沉淀，若为正常现象（非絮状物、黑色沉淀），服前应摇匀

6. 正确应用散剂

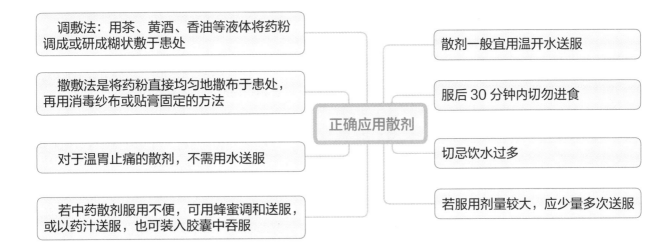

调敷法：用茶、黄酒、香油等液体将药粉调成或研成糊状敷于患处

撒敷法是将药粉直接均匀地撒布于患处，再用消毒纱布或贴膏固定的方法

对于温胃止痛的散剂，不需用水送服

若中药散剂服用不便，可用蜂蜜调和送服，或以药汁送服，也可装入胶囊中吞服

正确应用散剂

散剂一般宜用温开水送服

服后 30 分钟内切勿进食

切忌饮水过多

若服用剂量较大，应少量多次送服

7. 熬煮中药的要点

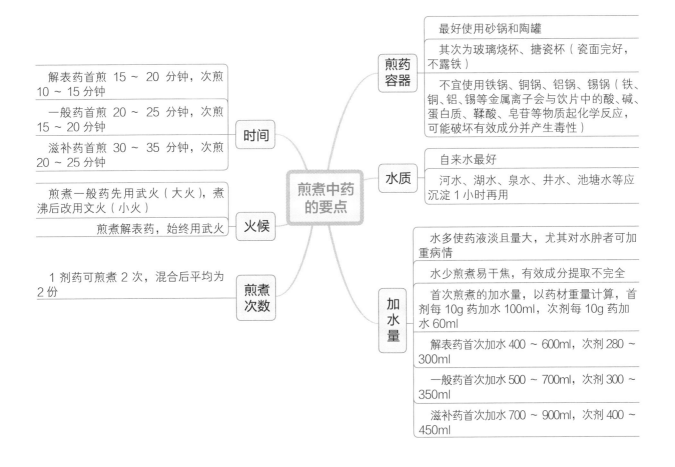

时间

解表药首煎 15 ～ 20 分钟，次煎 10 ～ 15 分钟

一般药首煎 20 ～ 25 分钟，次煎 15 ～ 20 分钟

滋补药首煎 30 ～ 35 分钟，次煎 20 ～ 25 分钟

火候

煎煮一般药先用武火（大火），煮沸后改用文火（小火）

煎煮解表药，始终用武火

煎煮次数

1 剂药可煎煮 2 次，混合后平均为 2 份

煎煮中药的要点

煎药容器

最好使用砂锅和陶罐

其次为玻璃烧杯、搪瓷杯（瓷面完好，不露铁）

不宜使用铁锅、铜锅、铝锅、锡锅（铁、铜、铝、锡等金属离子会与饮片中的酸、碱、蛋白质、鞣酸、皂苷等物质起化学反应，可能破坏有效成分并产生毒性）

水质

自来水最好

河水、湖水、泉水、井水、池塘水等应沉淀 1 小时再用

加水量

水多使药液淡且量大，尤其对水肿者可加重病情

水少煎煮易干焦，有效成分提取不完全

首次煎煮的加水量，以药材重量计算，首剂每 10g 药加水 100ml，次剂每 10g 药加水 60ml

解表药首次加水 400 ～ 600ml，次剂 280 ～ 300ml

一般药首次加水 500 ～ 700ml，次剂 300 ～ 350ml

滋补药首次加水 700 ～ 900ml，次剂 400 ～ 450ml

8. 煎煮中药前应用水浸泡

麝香、阿胶等不宜浸泡

浸泡水量宜高出药材表面 1 ~ 2cm

浸泡的时间在 30 ~ 90 分钟

水温宜在 25 ~ 50℃

药材浸泡后可节约煎煮的时间

煎煮中药前应用水浸泡

目的是尽量有利于更多成分溶解于水中

水分进入药材组织内，成分溶解于水中，在组织内形成高浓度的药物溶液

随着水温的增高，组织内的高浓度药液会向组织外扩散，有效成分即会溶解于水中

有些药材含有淀粉、蛋白质，若不浸泡就立即煎煮，会导致淀粉糊化、蛋白质凝固，堵塞在药材表面的毛细孔道，水分进不去，有效成分就溶不出来

9. 煎煮中药前不需清洗

煎煮中药前不需清洗

若用水清洗、清除或改变其中的有效物质，必然会改变药效

某些中药里含有易溶于水的有效成分，若煎煮前用水清洗，有效成分会大量损失

10. 煎煮中药不宜用微波炉

煎煮中药不宜用微波炉

采用微波炉煎煮中药，易使得药材分子发生破坏变质，失去原有功效

中药饮片的质地、功效、性质有明显的差异，煎煮方法或时间也不相同，有先煎、后下、包煎等，而采用微波炉煎煮不易做到

煎煮中药的容器通常需加盖，而采用微波炉很难确切知道中药何时煮沸，加入的水是否足够

煎煮中药需要不时地搅拌，利于将有效成分提取出来，但微波炉不方便搅拌

微波炉煎药，火候和煎煮时间难以掌握

11. 服用中药的时间

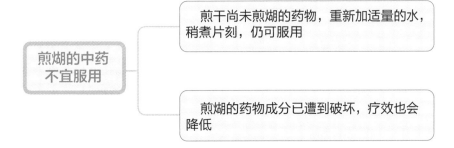

服用中药的时间 — 在餐前 30 分钟服用的中药 — 治疗胃溃疡及胃黏膜糜烂的汤剂
含有大黄的泻下药、开胃药
滋补类的中药

12. 煎煳的中药不宜服用

煎煳的中药不宜服用

- 煎干尚未煎煳的药物，重新加适量的水，稍煮片刻，仍可服用
- 煎煳的药物成分已遭到破坏，疗效也会降低

13. 不宜喝隔夜的汤药

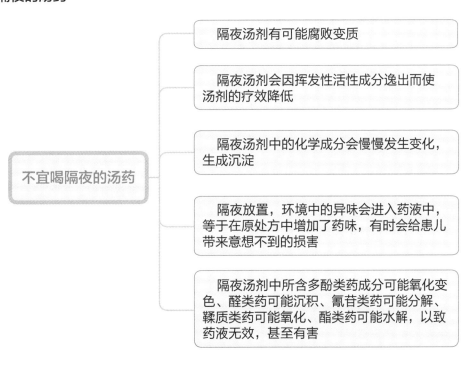

不宜喝隔夜的汤药

- 隔夜汤剂有可能腐败变质
- 隔夜汤剂会因挥发性活性成分逸出而使汤剂的疗效降低
- 隔夜汤剂中的化学成分会慢慢发生变化，生成沉淀
- 隔夜放置，环境中的异味会进入药液中，等于在原处方中增加了药味，有时会给患儿带来意想不到的损害
- 隔夜汤剂中所含多酚类药成分可能氧化变色、醛类药可能沉积、氰苷类药可能分解、鞣质类药可能氧化、酯类药可能水解，以致药液无效，甚至有害

14. 中药汤剂饮用温度

中药汤剂饮用温度

- 辛温发表药，应趁热服下
- 热性病所用的清热药，可稍冷后再服
- 真热假寒证，需寒药热服
- 真寒假热证，需热药冷服
- 药物中毒，以冷服解救的药为宜

儿童家庭护理指南——常见病护理·用药指导

头孢拉定（泛捷复）
氨苄西林
阿莫西林
阿奇霉素
红霉素
克拉霉素

适宜空腹服用的药物

口服灰黄霉素时，可适当多食脂肪

口服脂溶性维生素（维生素 A、维生素 D、维生素 E、维生素 K）或维 A 酸时，可适当多进食脂肪性食物

治疗帕金森病口服左旋多巴时，应少吃高蛋白食物

服用肾上腺糖皮质激素治疗风湿或类风湿关节炎时，宜吃高蛋白食物

服用抗结核药异烟肼时，不宜进食鱼蛋白

进食脂肪和蛋白质对药效的影响

食醋不宜与药物同服

牛奶不宜与药物同服

葡萄柚汁不能用于送服药物

儿童饮食与用药

服用后需要足量饮水的药物
双膦酸盐
抗痛风药
抗尿结石药
电解质

服用后需要多喝水的药物
平喘药
利胆药
磺胺药
抗心律失常药
抗菌药物
缓泻药

服用后不宜多喝水的药物
胃黏膜保护剂
外周镇咳药
苦味健胃剂
抗利尿剂

不宜用热水送服的药物
助消化药
微生态活菌制剂
活疫苗制剂
抗疟药
维生素
抗菌药物

第二章
儿童常见疾病（症状）的合理用药

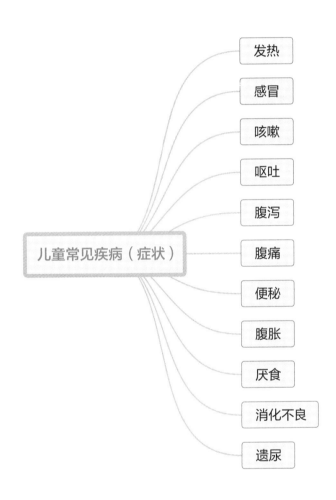

第一节 发 热

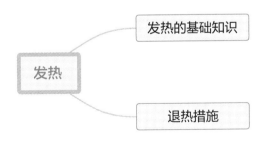

一、发热的基础知识

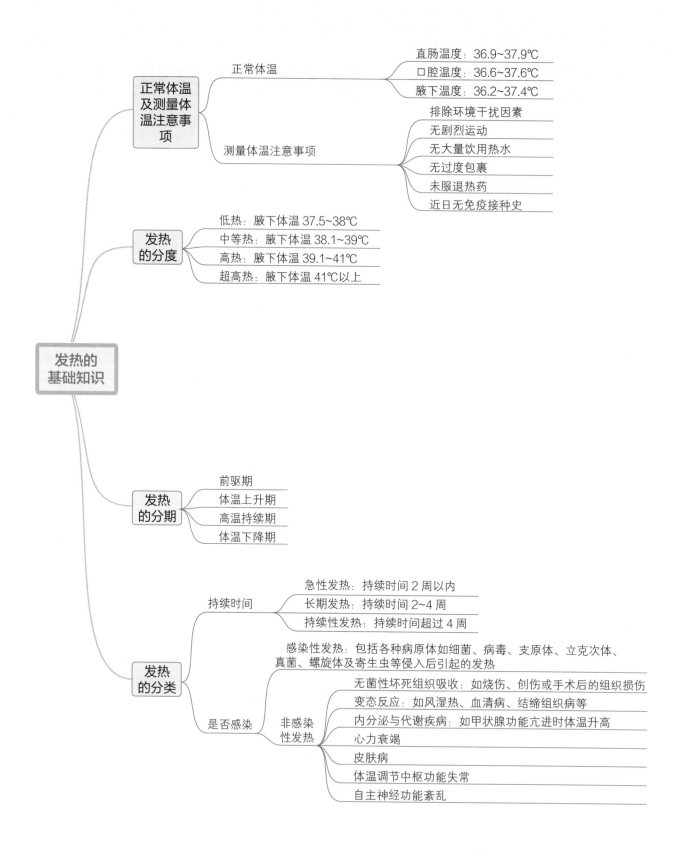

正常体温及测量体温注意事项
- 正常体温
  - 直肠温度：36.9~37.9℃
  - 口腔温度：36.6~37.6℃
  - 腋下温度：36.2~37.4℃
- 测量体温注意事项
  - 排除环境干扰因素
  - 无剧烈运动
  - 无大量饮用热水
  - 无过度包裹
  - 未服退热药
  - 近日无免疫接种史

发热的分度
- 低热：腋下体温 37.5~38℃
- 中等热：腋下体温 38.1~39℃
- 高热：腋下体温 39.1~41℃
- 超高热：腋下体温 41℃以上

发热的基础知识

发热的分期
- 前驱期
- 体温上升期
- 高温持续期
- 体温下降期

发热的分类
- 持续时间
  - 急性发热：持续时间2周以内
  - 长期发热：持续时间2~4周
  - 持续性发热：持续时间超过4周
- 是否感染
  - 感染性发热：包括各种病原体如细菌、病毒、支原体、立克次体、真菌、螺旋体及寄生虫等侵入后引起的发热
  - 非感染性发热
    - 无菌性坏死组织吸收：如烧伤、创伤或手术后的组织损伤
    - 变态反应：如风湿热、血清病、结缔组织病等
    - 内分泌与代谢疾病：如甲状腺功能亢进时体温升高
    - 心力衰竭
    - 皮肤病
    - 体温调节中枢功能失常
    - 自主神经功能紊乱

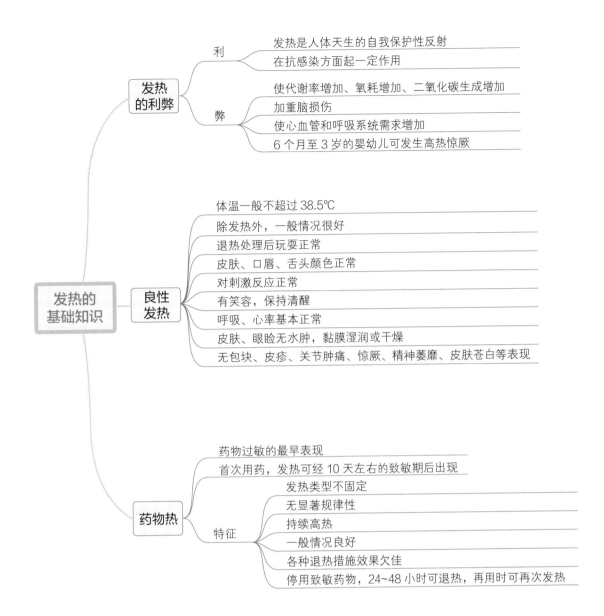

发热的基础知识

发热的利弊
- 利
  - 发热是人体天生的自我保护性反射
  - 在抗感染方面起一定作用
- 弊
  - 使代谢率增加、氧耗增加、二氧化碳生成增加
  - 加重脑损伤
  - 使心血管和呼吸系统需求增加
  - 6个月至3岁的婴幼儿可发生高热惊厥

良性发热
- 体温一般不超过38.5℃
- 除发热外，一般情况很好
- 退热处理后玩耍正常
- 皮肤、口唇、舌头颜色正常
- 对刺激反应正常
- 有笑容，保持清醒
- 呼吸、心率基本正常
- 皮肤、眼睑无水肿，黏膜湿润或干燥
- 无包块、皮疹、关节肿痛、惊厥、精神萎靡、皮肤苍白等表现

药物热
- 药物过敏的最早表现
- 首次用药，发热可经10天左右的致敏期后出现
- 特征
  - 发热类型不固定
  - 无显著规律性
  - 持续高热
  - 一般情况良好
  - 各种退热措施效果欠佳
  - 停用致敏药物，24~48小时可退热，再用时可再次发热

二、退热措施

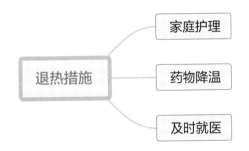

退热措施
- 家庭护理
- 药物降温
- 及时就医

（一）家庭护理

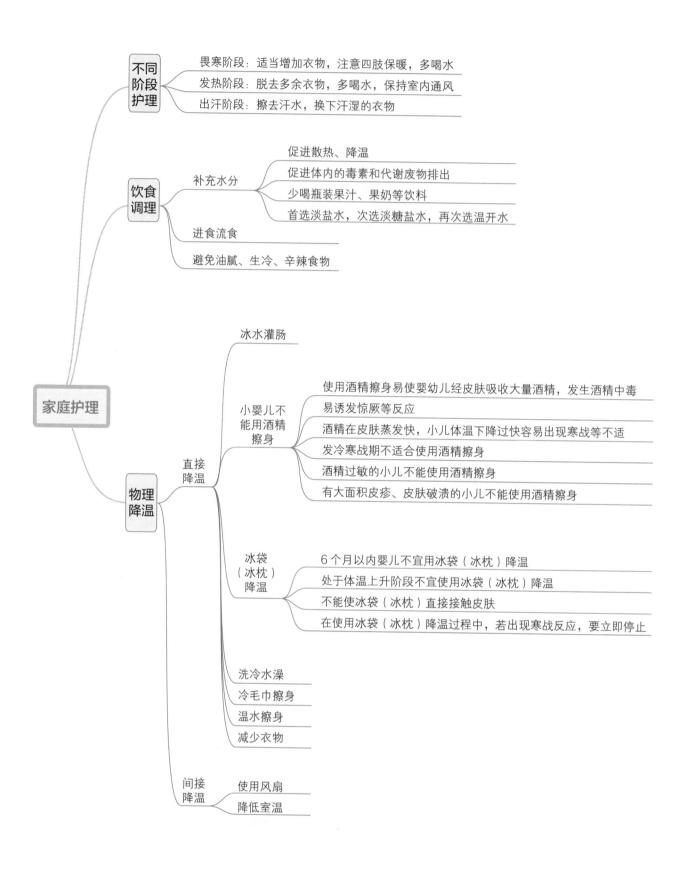

不同阶段护理
- 畏寒阶段：适当增加衣物，注意四肢保暖，多喝水
- 发热阶段：脱去多余衣物，多喝水，保持室内通风
- 出汗阶段：擦去汗水，换下汗湿的衣物

饮食调理
- 补充水分
  - 促进散热、降温
  - 促进体内的毒素和代谢废物排出
  - 少喝瓶装果汁、果奶等饮料
  - 首选淡盐水，次选淡糖盐水，再次选温开水
- 进食流食
- 避免油腻、生冷、辛辣食物

家庭护理

物理降温
- 直接降温
  - 冰水灌肠
  - 小婴儿不能用酒精擦身
    - 使用酒精擦身易使婴幼儿经皮肤吸收大量酒精，发生酒精中毒
    - 易诱发惊厥等反应
    - 酒精在皮肤蒸发快，小儿体温下降过快容易出现寒战等不适
    - 发冷寒战期不适合使用酒精擦身
    - 酒精过敏的小儿不能使用酒精擦身
    - 有大面积皮疹、皮肤破溃的小儿不能使用酒精擦身
  - 冰袋（冰枕）降温
    - 6个月以内婴儿不宜用冰袋（冰枕）降温
    - 处于体温上升阶段不宜使用冰袋（冰枕）降温
    - 不能使冰袋（冰枕）直接接触皮肤
    - 在使用冰袋（冰枕）降温过程中，若出现寒战反应，要立即停止
  - 洗冷水澡
  - 冷毛巾擦身
  - 温水擦身
  - 减少衣物
- 间接降温
  - 使用风扇
  - 降低室温

（二）药物降温

药物降温

最安全、最常用的非处方药（over the counter，OTC）是对乙酰氨基酚和布洛芬
- 3个月以上小儿，体温≥38.5℃和（或）出现显著不适
  - 对乙酰氨基酚：10~15mg/kg 体重（每次＜600mg），口服，间隔时间≥4 小时，每天最多服用 4 次，用药不超过 3 天
  - 布洛芬：5~10mg/kg 体重（＜400mg/ 日），口服，每 6 小时 1 次，每天最多 4 次
- 严重持续高热患儿
  - 先用布洛芬 10mg/kg 体重，4 小时后用对乙酰氨基酚 15mg/kg 体重，每 4 小时交替使用，用药不超过 3 天
  - 先用对乙酰氨基酚 12.5mg/kg 体重，4 小时后用布洛芬 15mg/kg 体重，每 4 小时交替使用，用药不超过 3 天

高热时建议应用药物降温与物理降温联合法退热

不推荐使用安乃近、阿司匹林、糖皮质激素用于儿童退热

中成药退热
- 风寒发热：如小儿清感灵片、通宣理肺丸、九味羌活颗粒、正柴胡饮颗粒、太和妙灵丸、强力感冒片、小儿至宝丸、羚羊感冒胶囊（片）、儿童回春颗粒
- 风热发热：如感冒清片（胶囊）、小儿感冒口服液、双黄连口服液（颗粒、胶囊）、小儿风热清口服液、小儿宝泰康颗粒、小儿清解颗粒、散风透热颗粒、小儿清热片
- 暑邪发热：如六合定中丸、小儿暑感宁糖浆、儿童清热口服液、甘露解热口服液、小儿清热宁颗粒、复方小儿退热栓
- 伤食发热：如婴儿安片、羚黄宝儿丸
- 其他发热：如治感佳胶囊、新雪颗粒（片）、小儿奇应丸、柴胡注射液、柴胡口服液、瓜霜退热灵胶囊、重感灵片、穿心莲片、精制银翘解毒片、北豆根片、小儿解热栓、醒脑静注射液

（三）及时就医

及时就医
- 不满 3 个月
- 热峰超过 40℃，持续时间超过 24 小时；或热峰超过 38.5℃，持续时间超过 72 小时
- 伴剧烈呕吐和 / 或腹泻
- 伴囟门明显突出和 / 或剧烈头痛
- 伴精神萎靡甚至昏迷，体温下降时精神无好转
- 伴呼吸急促，皮肤、口唇、甲床发紫
- 伴脱水表现，如哭时泪少甚至无泪，眼窝凹陷，少尿或无尿
- 出现惊厥
- 服用退热药物后不足 4 小时体温再次回升

第二节 感 冒

感冒
- 感冒的基础知识
- 治疗措施

一、感冒的基础知识

感冒的基础知识

普通感冒

- 由各种病原体所致的急性上呼吸道感染
- 飞沫传播，也可通过被污染的手和用具等传播
- 临床表现
  - 起病较急
  - 潜伏期1~3天
  - 以鼻咽炎为主要表现
    - 早期症状以鼻部炎症为主，可有打喷嚏、鼻塞、咳嗽、流清水样鼻涕，初期可以咽部不适或咽干、咽痒或烧灼感
    - 2~3天后变为稠涕，可有咽痛或声嘶，有时由于咽鼓管炎可出现听力减退，也可出现流泪、味觉迟钝、呼吸不畅、咳嗽、少量咳痰等
    - 一般无发热及全身症状，或仅有低热
    - 严重者除发热外，可有乏力、畏寒、四肢酸痛、头痛及食欲减退等全身症状
  - 比咽炎为主要表现
    - 急性病毒性咽炎：咽部发痒和灼热感，咳嗽少见，可有发热和乏力
    - 急性病毒性喉炎：声音嘶哑、咽喉疼痛、咳嗽及发热等
    - 疱疹性咽颊炎：明显咽痛、发热
    - 咽结膜热：发热、咽痛、畏光、流泪等
    - 细菌性咽-扁桃体炎：明显咽喉疼痛、畏寒发热（体温可达39℃以上）等

流行性感冒

- 由流感病毒所致的上呼吸道传染病
- 季节性流行，主要通过打喷嚏和咳嗽等飞沫传播，经口腔、鼻腔、眼睛等黏膜直接或间接接触，接触被病毒污染的物品等途径也可感染
- 潜伏期1~3天
- 典型症状：急性起病，前驱期可有乏力，很快出现高热（体温可达39~40℃）、畏寒、寒战、头痛、全身肌肉关节酸痛等症状，可伴或不伴有流鼻涕、咽喉疼痛、干咳等症状
- 分型
  - 普通型流感：发热仅为轻至中度，全身及呼吸道症状较轻，2~3天可自我恢复或痊愈
  - 流感病毒性肺炎：起病初与典型流感症状相似，1~3天后病情迅速加重，可出现高热、咳嗽、胸痛，严重者可出现呼吸衰竭及心、肝、肾等多器官衰竭
  - 病程长，3~4周
  - 重症/危重症流感
    - 重症流感
      - 持续高热>3天，伴有剧烈咳嗽、咳痰或胸痛
      - 呼吸频率加快，呼吸困难，口唇发绀
      - 神志改变：反应迟钝、嗜睡、躁动等
      - 严重呕吐、腹泻，出现脱水表现
      - 合并肺炎
      - 原有基础疾病明显加重
    - 危重症流感
      - 呼吸衰竭
      - 急性坏死性脑病
      - 休克
      - 多器官功能不全
      - 出现其他需进行监护质量的情况

反复呼吸道感染

- 1年内上呼吸道感染或下呼吸道感染次数频繁
  - 反复上呼吸道感染
    - 2岁以内婴幼儿超过7次/年
    - 3~5岁儿童超过6次/年
    - 6岁以上儿童超过5次/年
  - 反复下呼吸道感染
    - 2岁以内婴幼儿超过3次/年
    - 3~5岁儿童超过2次/年
    - 6岁以上儿童超过2次/年
- 确定次数需连续观察1年
- 若上呼吸道感染次数不足，可以将上、下呼吸道感染次数相加，反之不能。若反复感染以下呼吸道为主，则应定义为反复下呼吸道感染
- 预防原则
  - 加强锻炼，增强体质
  - 合理均衡膳食
  - 养成良好的卫生习惯
  - 按时预防接种
  - 适当补充抗体
  - 适当使用免疫调节剂治疗

二、治疗措施

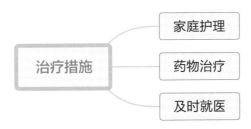

治疗措施
- 家庭护理
- 药物治疗
- 及时就医

（一）家庭护理

家庭护理
- 饮食
  - 多素少荤
  - 营养丰富、易消化
  - 少食多餐
  - 补充足够的水分
- 合理休息，保证睡眠
- 注意通风，衣着适当
- 注意腹部保暖，保持四肢温热
- 发热时，按退热措施处理
- 鼻塞时，可在进食和睡觉前使用滴鼻药物
- 咽喉或扁桃体发炎时，可用淡盐水漱口

（二）药物治疗

药物治疗
- 药物治疗原则
  - 慎用抗菌药物
    - 大部分原发性急性上呼吸道感染由病毒所致，应用抗菌药物无效
    - 滥用抗菌药物可能增加不良反应和肠道细菌的耐药性，造成肝肾功能损害、菌群失调、抗菌药物相关性腹泻等后果
  - 口服药物为主
    - 口服药造成的不良反应相对较轻
    - 采用静脉途径给药，尤其是静脉滴注，可能会破坏电解质平衡，滴注速度过快或输入药液过多，可能引发急性心力衰竭、肺水肿等
- 中成药
  - 风寒感冒　如五粒回春丸、小儿琥珀丸、流感丸
  - 风热感冒　如桑菊感冒冲剂（片、合剂）、银翘解毒片（颗粒、口服液）、复方感冒灵片（胶囊）、清热灵颗粒、八宝镇惊丸、小儿清热灵、小柴胡颗粒（片）、金银花颗粒
  - 暑湿感冒　如香石双解袋泡剂、小儿解表颗粒
  - 时行感冒　如维C银翘片、清热解毒口服液、板蓝根颗粒、救急散、柴黄颗粒、小儿回春丹、小儿双清颗粒、五味麝香丸
  - 气虚感冒　如玉屏风颗粒（口服液）
- 西药
  - 感冒初始阶段出现打喷嚏、流泪、流鼻涕、咽痛、声音嘶哑等症状，可服用含有盐酸伪麻黄碱或氯苯那敏的制剂，如美扑伪麻片、酚麻美敏口服液、美敏伪麻口服溶液、双扑伪麻、氨酚伪麻、氨酚伪麻那敏等
  - 抗病毒　可服用含有金刚烷胺、金刚乙胺的制剂，如氨金黄敏颗粒、复方酚咖伪麻胶囊（力克舒）、复方氨酚烷胺胶囊
  - 伴发热　按退热措施处理
  - 伴咳嗽　可服用含有氢溴酸右美沙芬的制剂，如复方右美沙芬糖浆、伪麻美沙芬等
  - 伴鼻塞　可局部应用萘甲唑啉滴鼻剂、羟甲唑啉滴鼻剂、赛洛唑啉滴鼻剂，使鼻黏膜血管收缩，减轻鼻黏膜充血，改善鼻腔通气

（三）及时就医

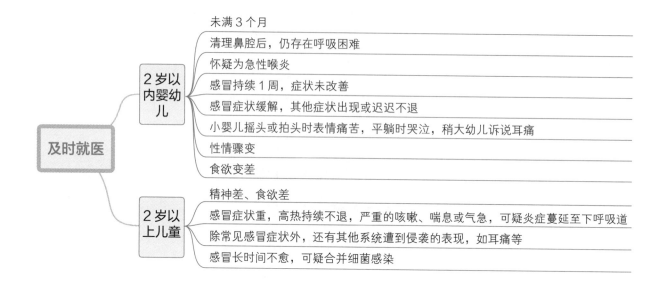

2岁以内婴幼儿
- 未满 3 个月
- 清理鼻腔后，仍存在呼吸困难
- 怀疑为急性喉炎
- 感冒持续 1 周，症状未改善
- 感冒症状缓解，其他症状出现或迟迟不退
- 小婴儿摇头或拍头时表情痛苦，平躺时哭泣，稍大幼儿诉说耳痛
- 性情骤变
- 食欲变差

及时就医

2岁以上儿童
- 精神差、食欲差
- 感冒症状重，高热持续不退，严重的咳嗽、喘息或气急，可疑炎症蔓延至下呼吸道
- 除常见感冒症状外，还有其他系统遭到侵袭的表现，如耳痛等
- 感冒长时间不愈，可疑合并细菌感染

第三节　咳　嗽

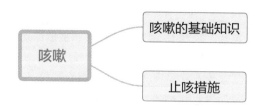

咳嗽
- 咳嗽的基础知识
- 止咳措施

一、咳嗽的基础知识

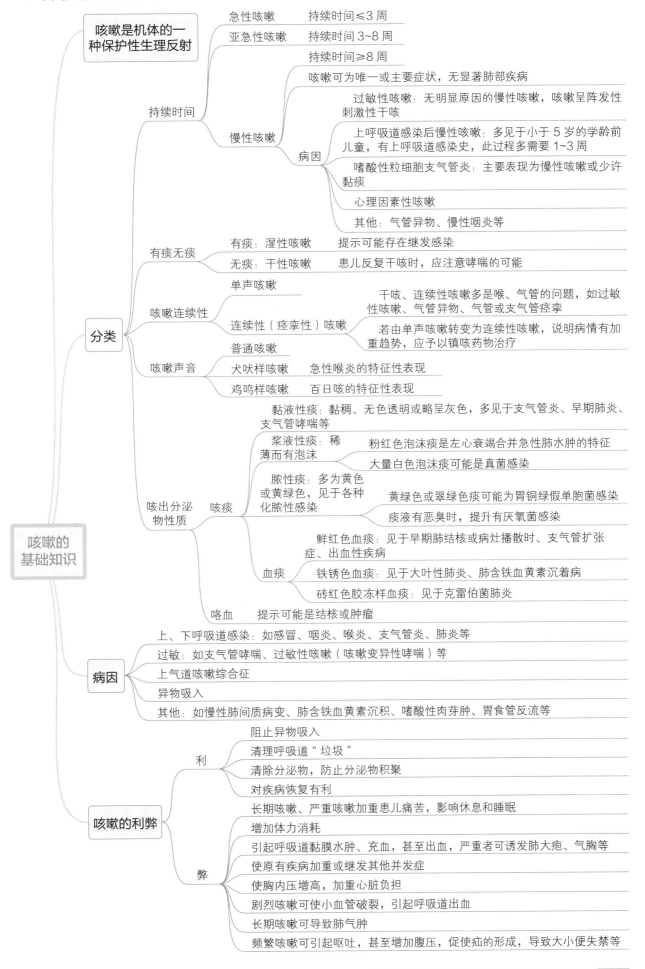

咳嗽的基础知识

咳嗽是机体的一种保护性生理反射

分类
- 持续时间
  - 急性咳嗽 —— 持续时间≤3周
  - 亚急性咳嗽 —— 持续时间3~8周
  - 慢性咳嗽 —— 持续时间≥8周
    - 咳嗽可为唯一或主要症状，无显著肺部疾病
    - 病因
      - 过敏性咳嗽：无明显原因的慢性咳嗽，咳嗽呈阵发性刺激性干咳
      - 上呼吸道感染后慢性咳嗽：多见于小于5岁的学龄前儿童，有上呼吸道感染史，此过程多需要1~3周
      - 嗜酸性粒细胞支气管炎：主要表现为慢性咳嗽或少许黏痰
      - 心理因素性咳嗽
      - 其他：气管异物、慢性咽炎等
- 有痰无痰
  - 有痰：湿性咳嗽 —— 提示可能存在继发感染
  - 无痰：干性咳嗽 —— 患儿反复干咳时，应注意哮喘的可能
- 咳嗽连续性
  - 单声咳嗽 —— 干咳、连续性咳嗽多是喉、气管的问题，如过敏性咳嗽、气管异物、气管或支气管痉挛
  - 连续性（痉挛性）咳嗽 —— 若由单声咳嗽转变为连续性咳嗽，说明病情有加重趋势，应予以镇咳药物治疗
  - 普通咳嗽
- 咳嗽声音
  - 犬吠样咳嗽 —— 急性喉炎的特征性表现
  - 鸡鸣样咳嗽 —— 百日咳的特征性表现
- 咳出分泌物性质
  - 咳痰
    - 黏液性痰：黏稠、无色透明或略呈灰色，多见于支气管炎、早期肺炎、支气管哮喘等
    - 浆液性痰：稀薄而有泡沫
      - 粉红色泡沫痰是左心衰竭合并急性肺水肿的特征
      - 大量白色泡沫痰可能是真菌感染
    - 脓性痰：多为黄色或黄绿色，见于各种化脓性感染
      - 黄绿色或翠绿色痰可能为胃铜绿假单胞菌感染
      - 痰液有恶臭时，提升有厌氧菌感染
  - 血痰
    - 鲜红色血痰：见于早期肺结核或病灶播散时、支气管扩张症、出血性疾病
    - 铁锈色血痰：见于大叶性肺炎、肺含铁血黄素沉着病
    - 砖红色胶冻样血痰：见于克雷伯菌肺炎
  - 咯血 —— 提示可能是结核或肿瘤

病因
- 上、下呼吸道感染：如感冒、咽炎、喉炎、支气管炎、肺炎等
- 过敏：如支气管哮喘、过敏性咳嗽（咳嗽变异性哮喘）等
- 上气道咳嗽综合征
- 异物吸入
- 其他：如慢性肺间质病变、肺含铁血黄素沉积、嗜酸性肉芽肿、胃食管反流等

咳嗽的利弊
- 利
  - 阻止异物吸入
  - 清理呼吸道"垃圾"
  - 清除分泌物，防止分泌物积聚
  - 对疾病恢复有利
- 弊
  - 长期咳嗽、严重咳嗽加重患儿痛苦，影响休息和睡眠
  - 增加体力消耗
  - 引起呼吸道黏膜水肿、充血，甚至出血，严重者可诱发肺大疱、气胸等
  - 使原有疾病加重或继发其他并发症
  - 使胸内压增高，加重心脏负担
  - 剧烈咳嗽可使小血管破裂，引起呼吸道出血
  - 长期咳嗽可导致肺气肿
  - 频繁咳嗽可引起呕吐，甚至增加腹压，促使疝的形成，导致大小便失禁等

二、止咳措施

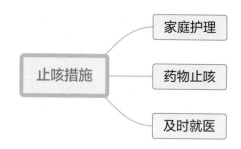

（一）家庭护理

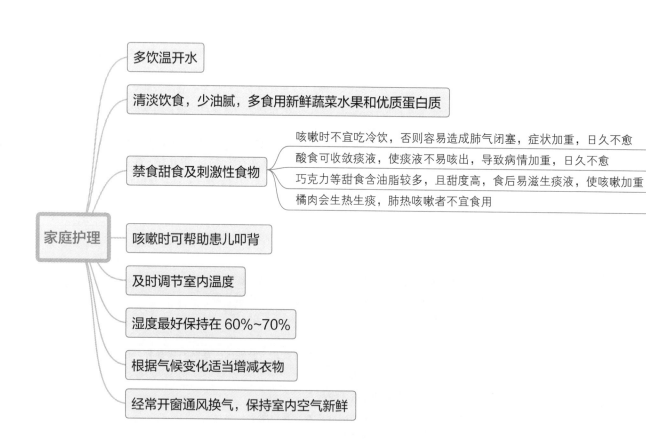

（二）药物止咳

分类

- 镇咳药
  - 中枢性镇咳药：小儿咳嗽时应避免使用中枢性镇咳药
  - 周围性镇咳药
    - 润肺止咳药：包括止咳糖浆、甘草流浸膏、枇杷膏等
    - 雾化吸入药
- 祛痰药
  - 恶心性祛痰药：包括氯化铵、桔梗、愈创甘油醚等
  - 刺激性祛痰药：包括桉叶油、安息香酊等
  - 黏液调节药、黏液促排药：包括盐酸氨溴索（沐舒坦）、溴己新（必漱平）等
- 复方止咳化痰药：如肺力咳合剂、复方磷酸可待因口服液（联邦止咳露）、复方甘草合剂（棕色合剂）等

婴幼儿不宜使用强力镇咳药

- 婴幼儿呼吸道特点
  - 鼻腔无鼻毛，鼻黏膜血管较丰富，感染时易肿胀充血，引起鼻腔狭窄、堵塞
  - 鼻咽部淋巴组织丰富，易发生咽后壁脓肿
  - 咽腔狭窄、软骨柔软，当有炎症时咳嗽可能会造成喉狭窄
  - 支气管口径较小，分泌物易潴留堵塞
  - 肺泡壁弹力纤维发育不完善，易导致缺氧和二氧化碳潴留
- 使用强力镇咳药可能导致的不良后果
  - 导致痰液等分泌物堵塞呼吸道，严重时会发生呼吸困难、缺氧、发绀等
  - 呼吸道分泌物不能及时咳出，长期积累在呼吸道中，会导致炎症加重
- 咳痰时的正确处理
  - 使用一般镇咳药物对症治疗
  - 可使用盐酸氨溴索（沐舒坦）等药物雾化稀释痰液
  - 必要时叩背吸痰，尽快排出分泌物
  - 镇咳药的作用是减轻患儿痛苦，避免进一步加重，当患儿咳嗽较前显著减轻或偶有咳嗽时可考虑停用镇咳药

中成药

- 外感咳嗽
  - 风寒袭肺：如小儿感冒散、小儿止咳糖浆、川贝止嗽露、杏苏止咳颗粒、儿童清肺口服液、蛇胆陈皮胶囊（口服液）、泻白糖浆、宝咳宁颗粒、强力枇杷胶囊、复方川贝精胶囊、消咳喘片
  - 风热犯肺：如儿感退热宁口服液、保赤一粒金散、苦甘冲剂、清宣止咳颗粒、解表清金散、蛇胆陈皮化痰散、小儿百寿丸、小儿清肺丸、小儿清肺化痰颗粒、小儿清肺止咳片、小儿热咳清胶囊、蛇胆川贝液（散）、小儿金丹片、琥珀抱龙丸、天黄猴枣散、太极升降丸、小儿解热丸、小儿止嗽金丸、咳喘宁口服液、小儿咳喘颗粒、止咳平喘糖浆、珠珀惊风散、解表清金散、银翘双解栓、王氏保赤丸
  - 风燥伤肺：如小儿清肺口服液、小儿清热止咳口服液、牛黄蛇胆川贝液（胶囊）、抱龙丸、小儿惊风七厘散、京都念慈庵蜜炼川贝枇杷膏、川贝清肺糖浆、小儿消咳片、小儿化痰止咳颗粒
- 内伤咳嗽
  - 痰湿蕴肺：如止咳祛痰颗粒、橘红痰咳颗粒、二陈丸、银贝止咳颗粒、急支糖浆、羚贝止咳糖浆、橘红丸、镇惊膏、惊风丸、小儿化痰止咳颗粒、咳特灵胶囊（片）、桂龙咳喘宁胶囊、小儿葫芦散、小儿保安丸
  - 痰热郁肺：如解肌宁嗽口服液（丸）、保元丸、小儿消积止咳口服液、复方鲜竹沥液、鲜竹沥、复方贝母散、小儿肺炎散、桃花散、小儿白贝止咳糖浆、小儿良友散、小儿珍贝散、小儿宣肺止嗽颗粒、小儿宣肺止咳颗粒、婴儿保肺宁胶囊、妙灵丹、八宝惊风散、惊风七厘散、宝宝牛黄散、保婴夺命散、小儿急惊散、小儿牛黄颗粒、小儿牛黄清心散、止嗽化痰颗粒、止咳橘红颗粒、定喘膏、苏子降气丸、小儿咳喘宁糖浆、婴宁散、返魂草冲剂、小儿咽扁颗粒、赛金化毒散、清肺消炎丸、至圣保元丸、小儿镇惊散、珠珀保婴丸、盐蛇散、小儿肺热平胶囊、天黄猴枣散、猴枣牛黄散、小儿清热镇惊散、礞石滚痰丸、苏合香丸、十味龙胆花颗粒、小儿惊安丸、小儿清热化痰栓
  - 肝火犯肺：如小儿肺热咳喘口服液、痰咳净片、清气化痰丸、小儿牛黄散、儿童咳液
  - 肺阴亏耗：如蛇胆川贝枇杷膏、益肺胶囊、川贝枇杷膏、川贝枇杷糖浆、杏仁止咳糖浆、雪梨止咳糖浆、岩果止咳液、小儿咳嗽宁糖浆、玄麦甘桔冲剂、止咳片、养阴清肺口服液、参苓白术丸、百令胶囊、大补阴丸、百合固金口服液、六君子丸

（三）及时就医

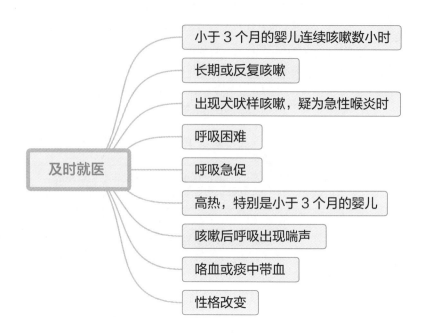

及时就医
- 小于 3 个月的婴儿连续咳嗽数小时
- 长期或反复咳嗽
- 出现犬吠样咳嗽，疑为急性喉炎时
- 呼吸困难
- 呼吸急促
- 高热，特别是小于 3 个月的婴儿
- 咳嗽后呼吸出现喘声
- 咯血或痰中带血
- 性格改变

第四节 呕 吐

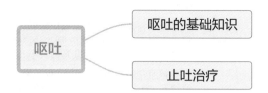

呕吐
- 呕吐的基础知识
- 止吐治疗

一、呕吐的基础知识

呕吐是机体的一种保护性功能

分级
- 轻微呕吐：呕吐次数 1~2 次 / 天
- 中度呕吐：呕吐次数 3~7 次 / 天
- 重度呕吐：呕吐次数 ≥8 次 / 天

病因

消化系统疾病
- 先天性：先天性食管闭锁或狭窄、先天性食管裂孔疝、先天性食管过短、先天性幽门肥大性狭窄、贲门松弛、幽门痉挛、先天性巨结肠、肛门闭锁等
- 后天性：急性胃炎、胃或十二指肠溃疡、肠套叠、肠梗阻等
- 感染性：感染性腹泻、急性胆囊炎、病毒性肝炎、急性胰腺炎、阑尾炎等

消化系统外疾病
- 颅内疾病：各种脑膜炎、脑炎、脑脓肿、脑肿瘤、脑外伤、颅内出血等
- 呼吸系统疾病：上呼吸道感染、咽炎、扁桃体炎、支气管炎、肺炎等
- 心肾疾病：心肌炎、心包炎、心力衰竭、肾盂肾炎、尿路结石、肾功能不全等
- 内分泌及代谢性疾病：肾上腺皮质功能不全、甲状旁腺功能亢进、代谢性酸中毒、酮症酸中毒、苯丙酮尿症、半乳糖血症等
- 其他：喂养不当、食物或药物中毒、一氧化碳中毒、晕动症等

通过呕吐物判断病因
- 呕吐物带发酵、腐败气味，提示为胃潴留或消化不良
- 婴幼儿呕吐物为乳汁、乳凝块、食物而无胆汁，提示为幽门痉挛或梗阻、贲门失弛缓
- 剧烈呕吐，呕吐物有臭味，含有胆汁，提示为高位小肠梗阻
- 剧烈呕吐，呕吐物不带胆汁，提示为十二指肠上段梗阻
- 呕吐物为咖啡色血液，提示胃内渗血或小血管破裂
- 若有进食不洁食物史，提示为急性胃炎、食物中毒
- 呕吐前患儿存在胃部不适，呕吐后缓解，患儿一般状态良好，提示进食过多、消化不良
- 呕吐伴头痛、抽搐、昏迷等，提示神经系统疾病
- 不明原因、不好解释的频繁呕吐，或伴有多种多样的症状者，需注意中毒的可能

各年龄段儿童呕吐常见病因

新生儿期
- 咽入羊水、胎粪或血液
- 产伤
- 感染
- 发育障碍：如消化道畸形等

婴儿期
- 喂养不当

幼儿期及儿童期
- 感染
- 食物或药物中毒

如何判断病变的大致位置
- 进食后即刻发生呕吐，多为食管病变
- 进食后半小时左右出现呕吐，病变多在幽门
- 下消化道梗阻呕吐出现较晚，呕吐物中偶可见粪便

呕吐的利弊
- 利：呕吐将有害物质或刺激性物质等排出体外，属自卫行为
- 弊：持久而剧烈的呕吐可导致电解质紊乱、脱水、酸碱平衡失调等并发症

（呕吐的基础知识）

二、止吐治疗

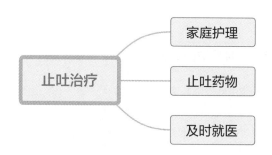

（一）家庭护理

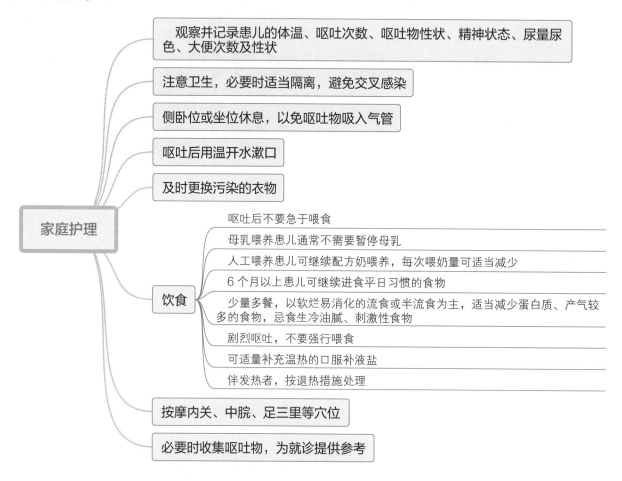

家庭护理
- 观察并记录患儿的体温、呕吐次数、呕吐物性状、精神状态、尿量尿色、大便次数及性状
- 注意卫生，必要时适当隔离，避免交叉感染
- 侧卧位或坐位休息，以免呕吐物吸入气管
- 呕吐后用温开水漱口
- 及时更换污染的衣物
- 饮食
  - 呕吐后不要急于喂食
  - 母乳喂养患儿通常不需要暂停母乳
  - 人工喂养患儿可继续配方奶喂养，每次喂奶量可适当减少
  - 6个月以上患儿可继续进食平日习惯的食物
  - 少量多餐，以软烂易消化的流食或半流食为主，适当减少蛋白质、产气较多的食物，忌食生冷油腻、刺激性食物
  - 剧烈呕吐，不要强行喂食
  - 可适量补充温热的口服补液盐
  - 伴发热者，按退热措施处理
- 按摩内关、中脘、足三里等穴位
- 必要时收集呕吐物，为就诊提供参考

（二）止吐药物

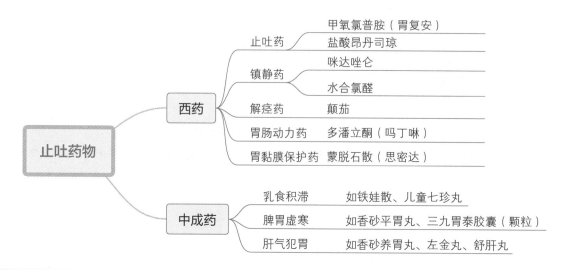

止吐药物
- 西药
  - 止吐药
    - 甲氧氯普胺（胃复安）
    - 盐酸昂丹司琼
  - 镇静药
    - 咪达唑仑
    - 水合氯醛
  - 解痉药　颠茄
  - 胃肠动力药　多潘立酮（吗丁啉）
  - 胃黏膜保护药　蒙脱石散（思密达）
- 中成药
  - 乳食积滞　如铁娃散、儿童七珍丸
  - 脾胃虚寒　如香砂平胃丸、三九胃泰胶囊（颗粒）
  - 肝气犯胃　如香砂养胃丸、左金丸、舒肝丸

（三）及时就医

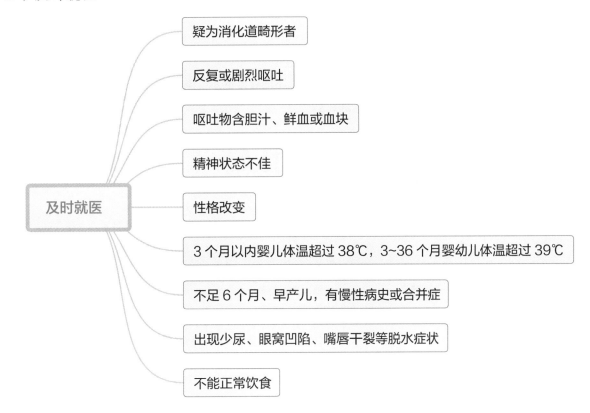

第五节 腹 泻

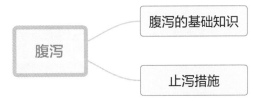

一、腹泻的基础知识

- 2岁以下婴幼儿常见病
- 临床特点：大便次数增多和性状改变
- 可伴有发热、呕吐、腹痛等症状，不同程度的水、电解质、酸碱平衡紊乱
- 腹泻是人体的一种保护性反射

腹泻的基础知识

分类

持续时间
- 急性腹泻：持续时间<2周
- 迁延性腹泻：持续时间2周至2个月
- 慢性腹泻：持续时间>2个月

病情

轻型腹泻
- 起病可急可缓
- 大便次数：每天数次至十余次
- 大便性状：大便呈黄色或黄绿色，稀薄或带水，有酸臭味，可有奶瓣或少量黏液
- 伴随症状：偶有低热、溢乳或呕吐

重型腹泻
- 通常急性起病，也可由轻型腹泻逐渐加重、转变而来
- 大便次数：每天十余次至数十次
- 大便性状：每次大便量较多，呈蛋花样或水样，可有少量黏液
- 伴随症状：常有呕吐，还有较明显的脱水、电解质紊乱和全身中毒症状（如发热、精神萎靡或烦躁不安、意识蒙眬甚至昏迷）等表现

病因
- 感染性腹泻 —— 根据病原体不同，分为细菌性、病毒性、寄生虫性等
- 非感染性腹泻 —— 主要见于应激、过敏等

原因

年龄
- 小儿消化系统发育不完善，胃酸酸度及消化酶活性较低，适应食物变化的能力差
- 小儿生长发育快，需要的营养物质相对较多，消化器官处于满负荷状态，易发生消化功能紊乱
- 小儿机体防御能力较差，对进入消化系统的细菌杀灭能力较弱
- 消化道内正常菌群尚未完全形成，对肠内需氧的潜在病原体或侵入的病原体的拮抗作用不强

喂养方式
- 母乳喂养儿发生腹泻的风险较低
- 喂养不定时，量过多或者过少，或者食物成分不适宜，如过多喂养大量的淀粉或者脂肪类食物，突然改变食物品种和断奶可以引起腹泻

气候变化
- 气温过低，腹部受凉使肠蠕动增加，可诱发腹泻
- 气温过高，消化液分泌减少，可诱发腹泻

- 潜在的慢性疾病或免疫缺陷：营养不良、免疫缺陷患儿发生重型腹泻的风险较高，甚至迁延不愈

常见腹泻类型及表现

母乳性腹泻
- 多见于6个月以内的母乳喂养儿
- 大便次数增多，每天4~6次
- 大便性状改变，较稀薄，有泡沫，偶有奶瓣，甚至有条状的透明黏液
- 精神、食欲良好，生长发育不受影响，体重增长正常
- 一般无需治疗，可每天增加1~2次奶粉喂养，以缓解症状；缩短每次喂奶时间；适当补充益生菌，或换用特殊配方的奶粉

轮状病毒感染性腹泻
- 多见于6个月至2岁的婴幼儿
- 多发生于秋冬季，又被称为"秋季腹泻"
- 通常先发生呕吐，后出现腹泻
- 大便次数增多，每天5~10次甚至更多
- 大便性状改变，呈水样或蛋花样
- 常伴有发热和上呼吸道感染症状
- 呕吐、腹泻严重的患儿可伴有不同程度的脱水表现
- 自限性疾病，病程多在7~10天
- 预后良好

消化不良性腹泻
- 多由饮食不当引起
- 大便次数增多，每天5~10次
- 大便性状改变，大便呈稀糊状、蛋花样或水样
- 常伴有发热、呕吐、食欲减退等表现

二、止泻措施

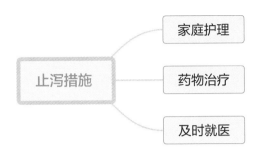

（一）家庭护理

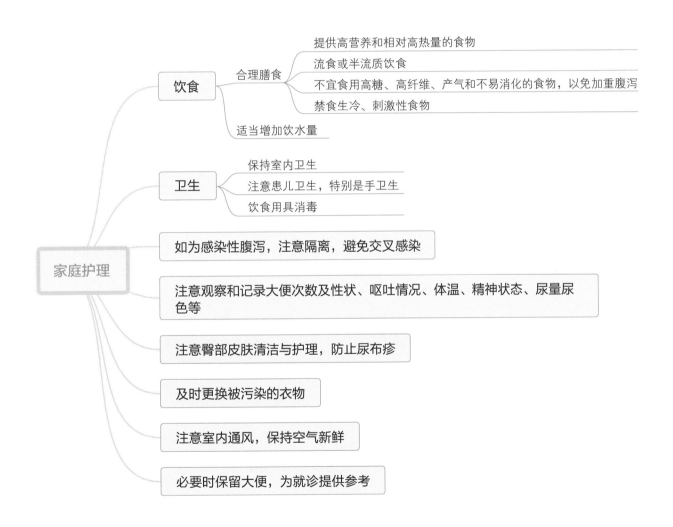

（二）药物治疗

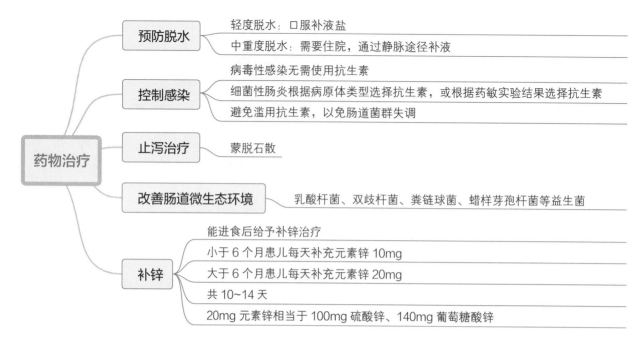

预防脱水
- 轻度脱水：口服补液盐
- 中重度脱水：需要住院，通过静脉途径补液

控制感染
- 病毒性感染无需使用抗生素
- 细菌性肠炎根据病原体类型选择抗生素，或根据药敏实验结果选择抗生素
- 避免滥用抗生素，以免肠道菌群失调

药物治疗

止泻治疗
- 蒙脱石散

改善肠道微生态环境
- 乳酸杆菌、双歧杆菌、粪链球菌、蜡样芽孢杆菌等益生菌

补锌
- 能进食后给予补锌治疗
- 小于 6 个月患儿每天补充元素锌 10mg
- 大于 6 个月患儿每天补充元素锌 20mg
- 共 10~14 天
- 20mg 元素锌相当于 100mg 硫酸锌、140mg 葡萄糖酸锌

（三）及时就医

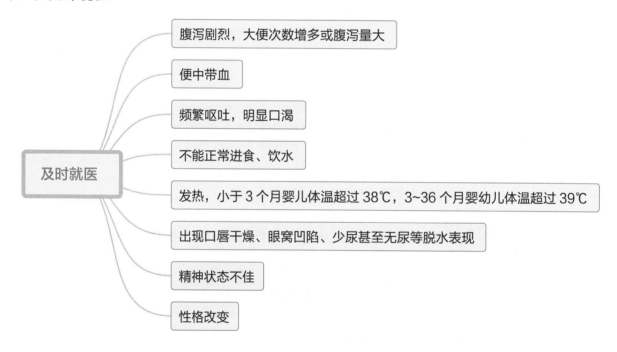

及时就医
- 腹泻剧烈，大便次数增多或腹泻量大
- 便中带血
- 频繁呕吐，明显口渴
- 不能正常进食、饮水
- 发热，小于 3 个月婴儿体温超过 38℃，3~36 个月婴幼儿体温超过 39℃
- 出现口唇干燥、眼窝凹陷、少尿甚至无尿等脱水表现
- 精神状态不佳
- 性格改变

第六节　腹　痛

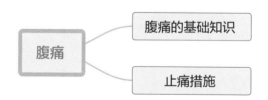

腹痛
- 腹痛的基础知识
- 止痛措施

一、腹痛的基础知识

腹痛的基础知识

内科常见疾病

急性胃肠炎
- 发病快，恢复也较快
- 主要表现为恶心、呕吐、腹痛、腹泻等

急性胰腺炎
- 年长儿多见
- 临床表现为腹痛、恶心、呕吐等
- 腹痛多为持续性上腹剧痛，阵发性加剧，可放射至左腰背部及肩部，严重者可发生休克
- 呕吐频繁可导致脱水及电解质、酸碱平衡紊乱
- 可有发热

肠系膜淋巴结炎
- 多见于8~12岁儿童
- 常先有或同时有发热、上呼吸道感染或肠炎等表现，以后出现持续性或间歇性钝痛

腹型过敏性紫癜
- 腹痛较阑尾炎轻，常于短期内缓解或消失
- 腹痛可在皮肤紫癜出现前后发生，常为发作性绞痛或钝痛
- 早期急性腹痛部位常不固定，多在下腹部或脐周，也可为全腹部

泌尿系统感染
- 上行感染多见于女孩
- 血行感染多见于新生儿及小婴儿
- 腹痛多在侧腹部或下腹部
- 多伴尿频、尿急、尿痛及发热等症状

便秘
- 详见第七节便秘内容

外科常见疾病

肠套叠
- 多见于1~2岁的幼儿
- 婴幼儿期最常见的急腹症之一
- 可发生于结肠或小肠任何部位，以回结肠最多见
- 疼痛表现为阵发性腹痛，患儿突然出现哭闹不安、面色苍白、手足乱动，异常痛苦，腹痛缓解期可安静如常，如此反复发作。每次发作持续10~15分钟，间隔15分钟至数小时
- 腹痛多伴呕吐，呕吐物初为胃内容物，后带胆汁
- 起病后6~12小时可出现果酱样黏液血便

急性阑尾炎
- 多见于2~12岁儿童
- 起病时多为脐周或上腹部疼痛，6~12小时后转移至右下腹
- 疼痛多为持续性钝痛，并间以较剧烈的阵痛
- 腹痛后很快可有发热及消化道症状

肠梗阻
- 四大症状：腹痛、腹胀、呕吐、排气排便停止
- 分类
  - 完全性机械性肠梗阻：阵发性腹痛或哭闹
  - 不完全性机械性肠梗阻：腹痛可反复发作，呈阵发性而不剧烈
  - 绞窄性肠梗阻：阵发性剧烈腹痛或阵发哭闹

腹股沟疝
- 腹壁先天性发育异常
- 主要表现为在腹股沟部位出现圆形有弹性的可复性肿块，80%在2~3个月时出现，也有迟至1~2岁发生者
- 男孩发病率高于女孩
- 右侧多见

梅克尔憩室
- 有的憩室可终身不出现任何症状
- 有炎症时出现腹痛，症状酷似阑尾炎

腹膜炎
- 原发性腹膜炎
  - 肺炎双球菌和溶血性链球菌感染最常见
  - 血行感染，也可经淋巴管、胃肠道或女性生殖道感染
  - 主要症状为急性腹痛、寒战、发热、恶心呕吐
- 继发性腹膜炎
  - 有腹腔内脏器病变直接感染或刺激腹膜引起的急性炎症
  - 腹痛呈持续性剧痛，由原发部位开始，以后可局限于该处或弥散全腹

二、治疗措施

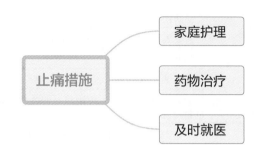

止痛措施
- 家庭护理
- 药物治疗
- 及时就医

（一）家庭护理

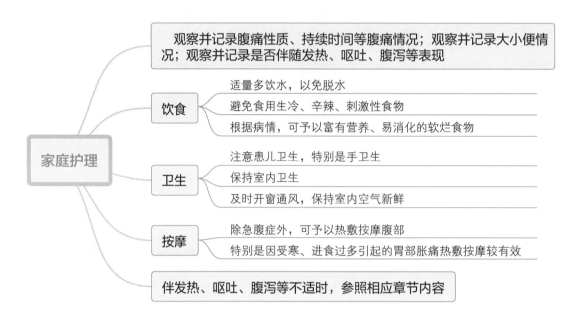

家庭护理
- 观察并记录腹痛性质、持续时间等腹痛情况；观察并记录大小便情况；观察并记录是否伴随发热、呕吐、腹泻等表现
- 饮食
  - 适量多饮水，以免脱水
  - 避免食用生冷、辛辣、刺激性食物
  - 根据病情，可予以富有营养、易消化的软烂食物
- 卫生
  - 注意患儿卫生，特别是手卫生
  - 保持室内卫生
  - 及时开窗通风，保持室内空气新鲜
- 按摩
  - 除急腹症外，可予以热敷按摩腹部
  - 特别是因受寒、进食过多引起的胃部胀痛热敷按摩较有效
- 伴发热、呕吐、腹泻等不适时，参照相应章节内容

（二）药物治疗

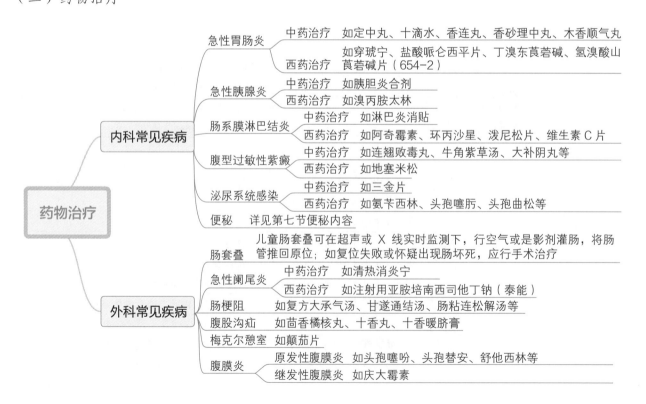

药物治疗
- 内科常见疾病
  - 急性胃肠炎
    - 中药治疗　如定中丸、十滴水、香连丸、香砂理中丸、木香顺气丸
    - 西药治疗　如穿琥宁、盐酸哌仑西平片、丁溴东莨菪碱、氢溴酸山莨菪碱片（654-2）
  - 急性胰腺炎
    - 中药治疗　如胰胆炎合剂
    - 西药治疗　如溴丙胺太林
  - 肠系膜淋巴结炎
    - 中药治疗　如淋巴炎消贴
    - 西药治疗　如阿奇霉素、环丙沙星、泼尼松片、维生素C片
  - 腹型过敏性紫癜
    - 中药治疗　如连翘败毒丸、牛角紫草汤、大补阴丸等
    - 西药治疗　如地塞米松
  - 泌尿系统感染
    - 中药治疗　如三金片
    - 西药治疗　如氨苄西林、头孢噻肟、头孢曲松等
  - 便秘　详见第七节便秘内容
- 外科常见疾病
  - 肠套叠　儿童肠套叠可在超声或X线实时监测下，行空气或是影剂灌肠，将肠管推回原位；如复位失败或怀疑出现肠坏死，应行手术治疗
  - 急性阑尾炎
    - 中药治疗　如清热消炎宁
    - 西药治疗　如注射用亚胺培南西司他丁钠（泰能）
  - 肠梗阻　如复方大承气汤、甘遂通结汤、肠粘连松解汤等
  - 腹股沟疝　如茴香橘核丸、十香丸、十香暖脐膏
  - 梅克尔憩室　如颠茄片
  - 腹膜炎
    - 原发性腹膜炎　如头孢噻吩、头孢替安、舒他西林等
    - 继发性腹膜炎　如庆大霉素

（三）及时就医

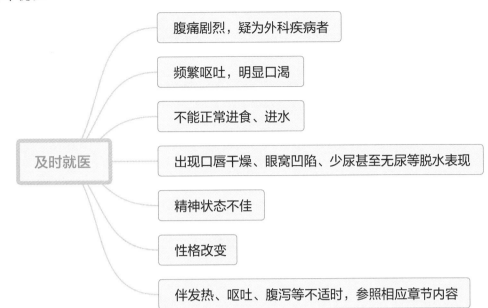

及时就医
- 腹痛剧烈，疑为外科疾病者
- 频繁呕吐，明显口渴
- 不能正常进食、进水
- 出现口唇干燥、眼窝凹陷、少尿甚至无尿等脱水表现
- 精神状态不佳
- 性格改变
- 伴发热、呕吐、腹泻等不适时，参照相应章节内容

第七节 便 秘

便秘
- 便秘的基础知识
- 治疗措施

一、便秘的基础知识

便秘的基础知识

概述
- 可见于任何年龄段的儿童
- 儿童时期最常见的消化道功能不良症状之一
- 约 1/3 的患儿便秘症状可持续至成年

临床表现
- 排便次数减少，每周少于 2~3 次；排便困难，排便费力，每次排便时间达 30 分钟甚至更长；大便干燥、坚硬，秘结不通，或有便意而排不出
- 可伴有腹胀、腹痛、食欲减退等消化道症状，腹痛常位于左下腹和脐周，热敷或排便后可缓解
- 长期便秘可继发痔疮、肛裂或直肠脱垂

分类
- 功能性便秘：占小儿便秘的大多数
- 器质性便秘

原因
- 进食量过少
- 饮食结构不合理，膳食纤维摄入不足
- 小儿适应环境能力较差
- 与自身内环境功能紊乱有关
- 与遗传及先天性肠道畸形等有关
- 精神因素等

危害
- 容易引起肛周疾病
- 可导致头晕、头疼、失眠、烦躁、食欲减退、口苦、口臭等不适
- 儿童长时间便秘，可导致腹胀，进而引起腹痛
- 大便在肠道停留时间过久，容易引起内源性感染

二、治疗措施

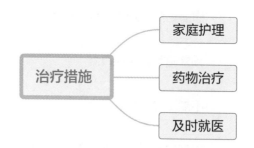

（一）家庭护理

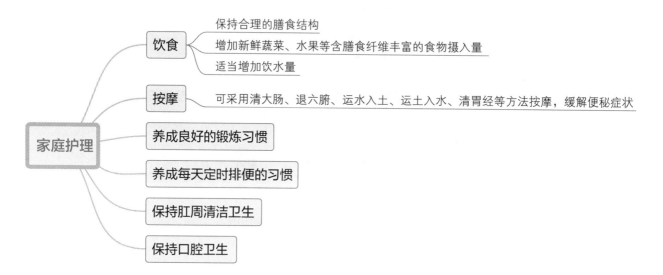

（二）药物治疗

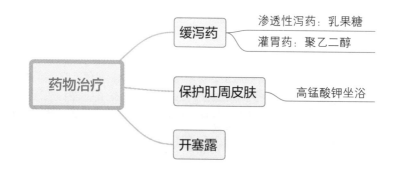

（三）及时就医

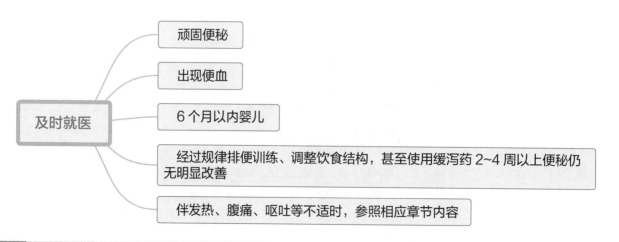

第八节　腹　胀

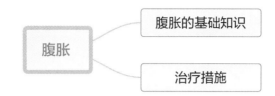

腹胀
- 腹胀的基础知识
- 治疗措施

一、腹胀的基础知识

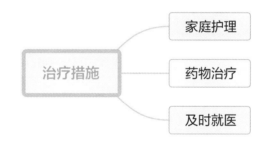

腹胀的基础知识
- 常见原因
  - 吞食过多空气：小儿使用奶瓶喂食时，吸吮过急容易吸入过多空气，加上奶嘴孔大小不适或瓶身倾斜时，也易经由奶嘴缝隙吸入空气；小儿哭闹过多也容易导致腹胀
  - 消化不良：小儿肠道因粪便堆积，产气菌增多，或牛奶蛋白过敏、乳糖不耐受等引起消化不良，产生大量气体，从而引起腹胀
  - 胃肠蠕动障碍
    - 假性肠阻塞
    - 先天性巨肠症
- 临床表现
  - 腹部胀满、隆起，高于胸部，严重的腹胀可影响呼吸，不能平卧
  - 轻叩腹部，鼓音为气体，实音为实性肿物

二、治疗措施

治疗措施
- 家庭护理
- 药物治疗
- 及时就医

（一）家庭护理

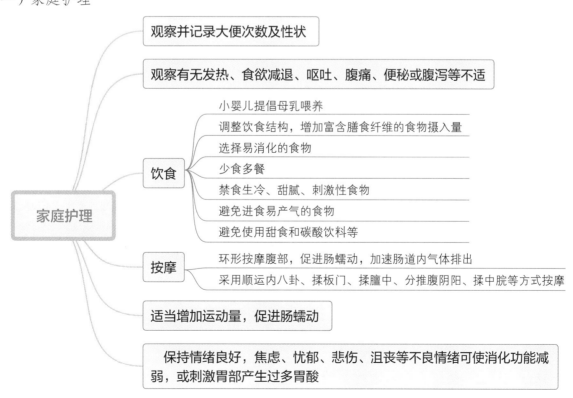

家庭护理
- 观察并记录大便次数及性状
- 观察有无发热、食欲减退、呕吐、腹痛、便秘或腹泻等不适
- 饮食
  - 小婴儿提倡母乳喂养
  - 调整饮食结构，增加富含膳食纤维的食物摄入量
  - 选择易消化的食物
  - 少食多餐
  - 禁食生冷、甜腻、刺激性食物
  - 避免进食易产气的食物
  - 避免使用甜食和碳酸饮料等
- 按摩
  - 环形按摩腹部，促进肠蠕动，加速肠道内气体排出
  - 采用顺运内八卦、揉板门、揉膻中、分推腹阴阳、揉中脘等方式按摩
- 适当增加运动量，促进肠蠕动
- 保持情绪良好，焦虑、忧郁、悲伤、沮丧等不良情绪可使消化功能减弱，或刺激胃部产生过多胃酸

（二）药物治疗

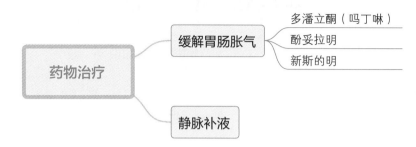

药物治疗
- 缓解胃肠胀气
  - 多潘立酮（吗丁啉）
  - 酚妥拉明
  - 新斯的明
- 静脉补液

（三）及时就医

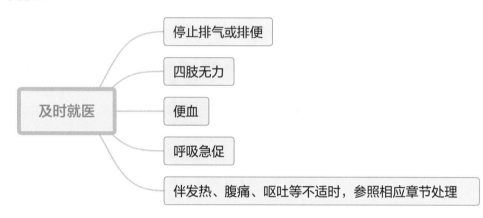

及时就医
- 停止排气或排便
- 四肢无力
- 便血
- 呼吸急促
- 伴发热、腹痛、呕吐等不适时，参照相应章节处理

第九节　厌　食

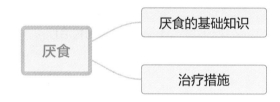

厌食
- 厌食的基础知识
- 治疗措施

一、厌食的基础知识

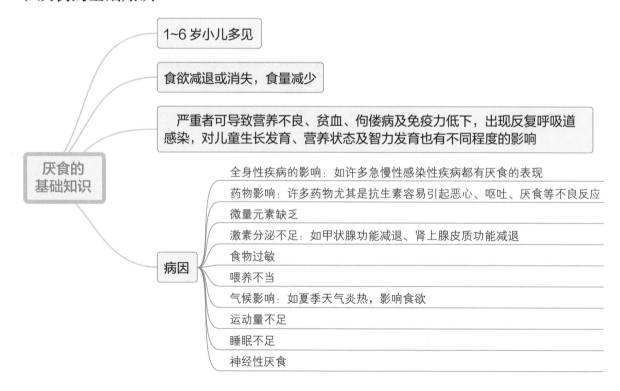

厌食的基础知识
- 1~6岁小儿多见
- 食欲减退或消失，食量减少
- 严重者可导致营养不良、贫血、佝偻病及免疫力低下，出现反复呼吸道感染，对儿童生长发育、营养状态及智力发育也有不同程度的影响
- 病因
  - 全身性疾病的影响：如许多急慢性感染性疾病都有厌食的表现
  - 药物影响：许多药物尤其是抗生素容易引起恶心、呕吐、厌食等不良反应
  - 微量元素缺乏
  - 激素分泌不足：如甲状腺功能减退、肾上腺皮质功能减退
  - 食物过敏
  - 喂养不当
  - 气候影响：如夏季天气炎热，影响食欲
  - 运动量不足
  - 睡眠不足
  - 神经性厌食

二、治疗措施

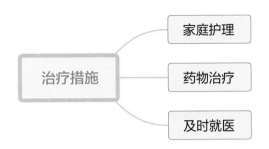

治疗措施
- 家庭护理
- 药物治疗
- 及时就医

（一）家庭护理

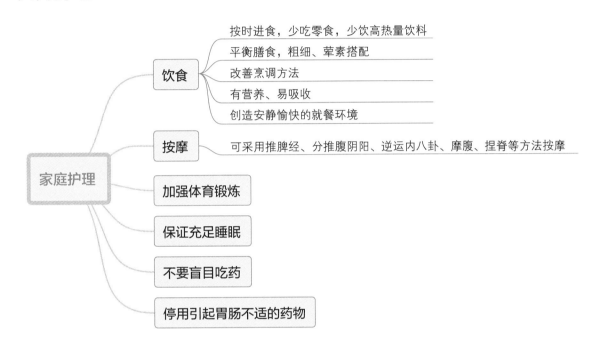

家庭护理
- 饮食
  - 按时进食，少吃零食，少饮高热量饮料
  - 平衡膳食，粗细、荤素搭配
  - 改善烹调方法
  - 有营养、易吸收
  - 创造安静愉快的就餐环境
- 按摩——可采用推脾经、分推腹阴阳、逆运内八卦、摩腹、捏脊等方法按摩
- 加强体育锻炼
- 保证充足睡眠
- 不要盲目吃药
- 停用引起胃肠不适的药物

（二）药物治疗

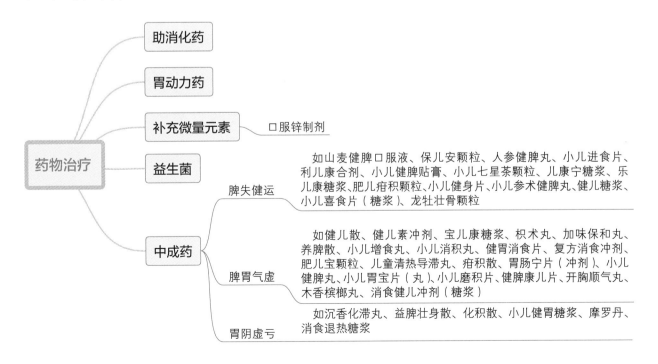

药物治疗
- 助消化药
- 胃动力药
- 补充微量元素——口服锌制剂
- 益生菌
- 中成药
  - 脾失健运：如山麦健脾口服液、保儿安颗粒、人参健脾丸、小儿进食片、利儿康合剂、小儿健脾贴膏、小儿七星茶颗粒、儿康宁糖浆、乐儿康糖浆、肥儿疳积颗粒、小儿健身片、小儿参术健脾丸、健儿糖浆、小儿喜食片（糖浆）、龙牡壮骨颗粒
  - 脾胃气虚：如健儿散、健儿素冲剂、宝儿康糖浆、枳术丸、加味保和丸、养脾散、小儿增食丸、小儿消积丸、健胃消食片、复方消食冲剂、肥儿宝颗粒、儿童清热导滞丸、疳积散、胃肠宁片（冲剂）、小儿健脾丸、小儿胃宝片（丸）、小儿磨积片、健脾康儿片、开胸顺气丸、木香槟榔丸、消食健儿冲剂（糖浆）
  - 胃阴虚亏：如沉香化滞丸、益脾壮身散、化积散、小儿健胃糖浆、摩罗丹、消食退热糖浆

（三）及时就医

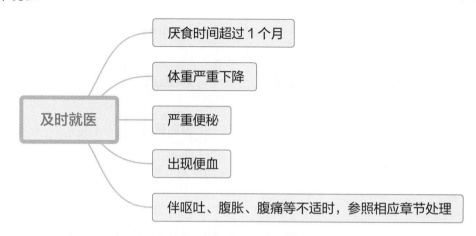

第十节　消化不良

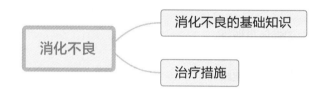

一、消化不良的基础知识

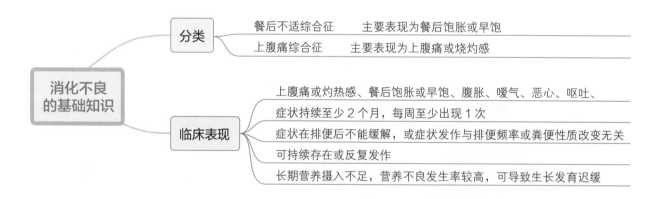

二、治疗措施

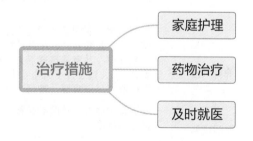

（一）家庭护理

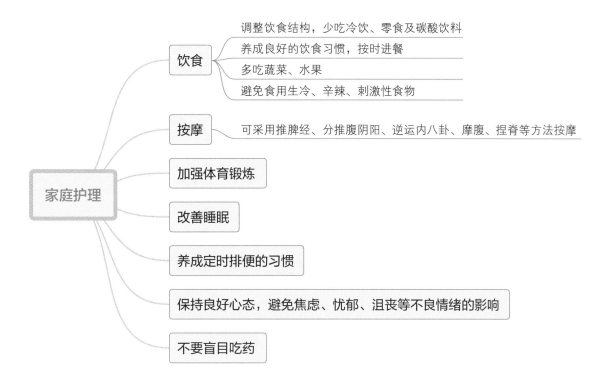

饮食
- 调整饮食结构，少吃冷饮、零食及碳酸饮料
- 养成良好的饮食习惯，按时进餐
- 多吃蔬菜、水果
- 避免食用生冷、辛辣、刺激性食物

按摩 —— 可采用推脾经、分推腹阴阳、逆运内八卦、摩腹、捏脊等方法按摩

加强体育锻炼

改善睡眠

养成定时排便的习惯

保持良好心态，避免焦虑、忧郁、沮丧等不良情绪的影响

不要盲目吃药

（二）药物治疗

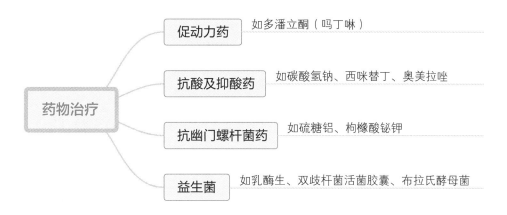

促动力药 —— 如多潘立酮（吗丁啉）

抗酸及抑酸药 —— 如碳酸氢钠、西咪替丁、奥美拉唑

抗幽门螺杆菌药 —— 如硫糖铝、枸橼酸铋钾

益生菌 —— 如乳酶生、双歧杆菌活菌胶囊、布拉氏酵母菌

（三）及时就医

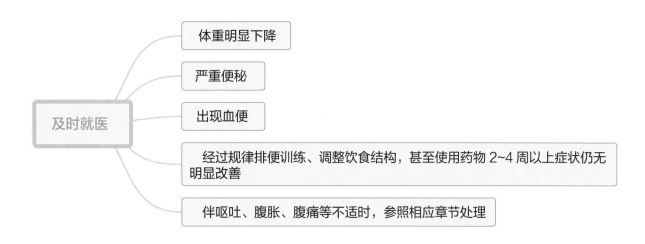

体重明显下降

严重便秘

出现血便

经过规律排便训练、调整饮食结构，甚至使用药物 2~4 周以上症状仍无明显改善

伴呕吐、腹胀、腹痛等不适时，参照相应章节处理

第十一节 遗 尿

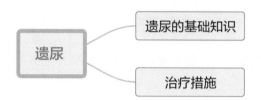

遗尿 ┬ 遗尿的基础知识
     └ 治疗措施

一、遗尿的基础知识

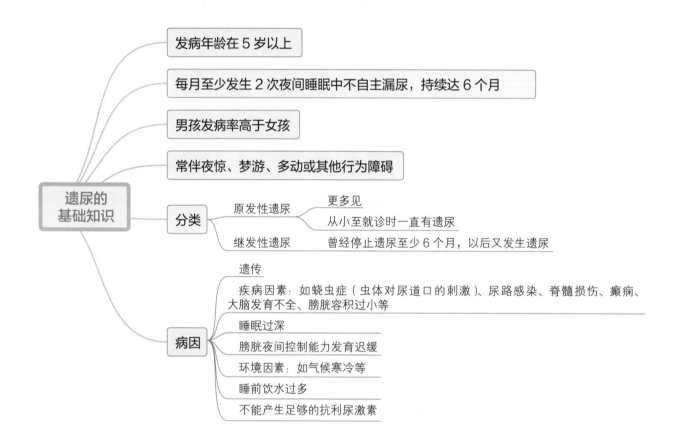

遗尿的基础知识
- 发病年龄在 5 岁以上
- 每月至少发生 2 次夜间睡眠中不自主漏尿，持续达 6 个月
- 男孩发病率高于女孩
- 常伴夜惊、梦游、多动或其他行为障碍
- 分类
  - 原发性遗尿 ┬ 更多见
              └ 从小至就诊时一直有遗尿
  - 继发性遗尿 — 曾经停止遗尿至少 6 个月，以后又发生遗尿
- 病因
  - 遗传
  - 疾病因素：如蛲虫症（虫体对尿道口的刺激）、尿路感染、脊髓损伤、癫痫、大脑发育不全、膀胱容积过小等
  - 睡眠过深
  - 膀胱夜间控制能力发育迟缓
  - 环境因素：如气候寒冷等
  - 睡前饮水过多
  - 不能产生足够的抗利尿激素

二、治疗措施

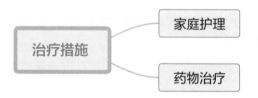

治疗措施 ┬ 家庭护理
        └ 药物治疗

（一）家庭护理

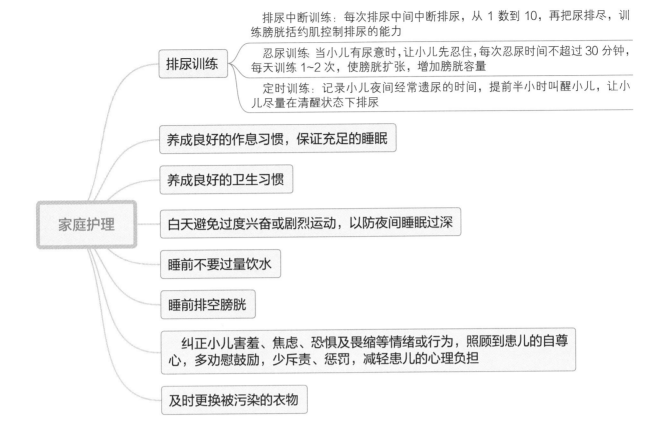

家庭护理

- **排尿训练**
  - 排尿中断训练：每次排尿中间中断排尿，从 1 数到 10，再把尿排尽，训练膀胱括约肌控制排尿的能力
  - 忍尿训练：当小儿有尿意时，让小儿先忍住，每次忍尿时间不超过 30 分钟，每天训练 1~2 次，使膀胱扩张，增加膀胱容量
  - 定时训练：记录小儿夜间经常遗尿的时间，提前半小时叫醒小儿，让小儿尽量在清醒状态下排尿
- 养成良好的作息习惯，保证充足的睡眠
- 养成良好的卫生习惯
- 白天避免过度兴奋或剧烈运动，以防夜间睡眠过深
- 睡前不要过量饮水
- 睡前排空膀胱
- 纠正小儿害羞、焦虑、恐惧及畏缩等情绪或行为，照顾到患儿的自尊心，多劝慰鼓励，少斥责、惩罚，减轻患儿的心理负担
- 及时更换被污染的衣物

（二）药物治疗

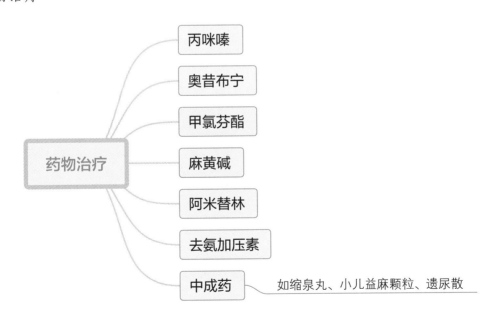

药物治疗

- 丙咪嗪
- 奥昔布宁
- 甲氯芬酯
- 麻黄碱
- 阿米替林
- 去氨加压素
- 中成药：如缩泉丸、小儿益麻颗粒、遗尿散

第三章

儿童过敏性疾病的合理用药

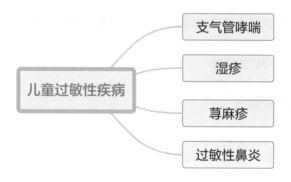

第一节 支气管哮喘

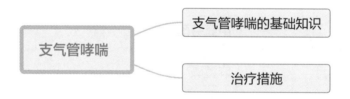

一、支气管哮喘的基础知识

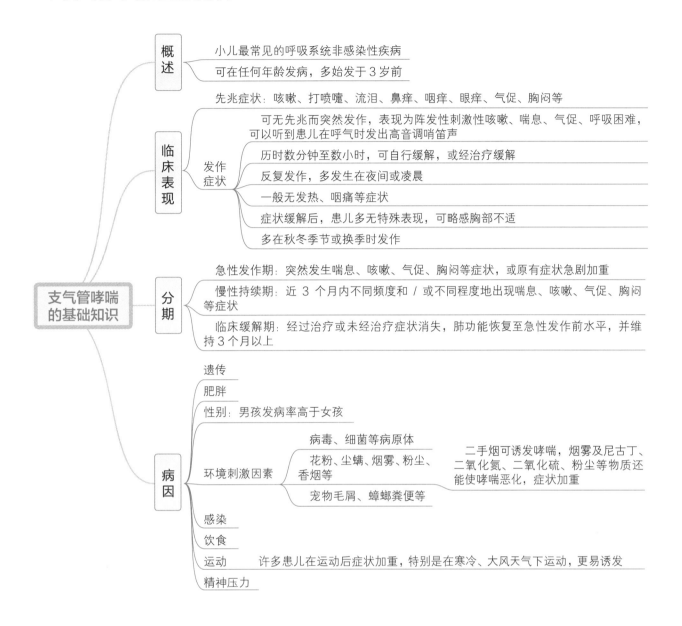

支气管哮喘的基础知识

- 概述
  - 小儿最常见的呼吸系统非感染性疾病
  - 可在任何年龄发病，多始发于 3 岁前

- 临床表现
  - 先兆症状：咳嗽、打喷嚏、流泪、鼻痒、咽痒、眼痒、气促、胸闷等
  - 发作症状
    - 可无先兆而突然发作，表现为阵发性刺激性咳嗽、喘息、气促、呼吸困难，可以听到患儿在呼气时发出高音调哨笛声
    - 历时数分钟至数小时，可自行缓解，或经治疗缓解
    - 反复发作，多发生在夜间或凌晨
    - 一般无发热、咽痛等症状
    - 症状缓解后，患儿多无特殊表现，可略感胸部不适
    - 多在秋冬季节或换季时发作

- 分期
  - 急性发作期：突然发生喘息、咳嗽、气促、胸闷等症状，或原有症状急剧加重
  - 慢性持续期：近 3 个月内不同频度和 / 或不同程度地出现喘息、咳嗽、气促、胸闷等症状
  - 临床缓解期：经过治疗或未经治疗症状消失，肺功能恢复至急性发作前水平，并维持 3 个月以上

- 病因
  - 遗传
  - 肥胖
  - 性别：男孩发病率高于女孩
  - 环境刺激因素
    - 病毒、细菌等病原体
    - 花粉、尘螨、烟雾、粉尘、香烟等 —— 二手烟可诱发哮喘，烟雾及尼古丁、二氧化氮、二氧化硫、粉尘等物质还能使哮喘恶化，症状加重
    - 宠物毛屑、蟑螂粪便等
  - 感染
  - 饮食
  - 运动 —— 许多患儿在运动后症状加重，特别是在寒冷、大风天气下运动，更易诱发
  - 精神压力

二、治疗措施

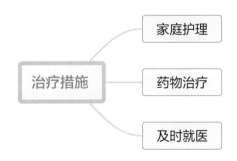

治疗措施
- 家庭护理
- 药物治疗
- 及时就医

（一）家庭护理

家庭护理

饮食
- 注意海鲜、奶制品、小麦等易致敏食物。若有明确过敏的食物，应严格禁止食用
- 合理膳食，多吃清淡、易消化的食物，多吃新鲜蔬菜水果
- 高蛋白、高热量、高维生素饮食为主
- 避免食用生冷、甜腻、辛辣、刺激性食物
- 多饮水

避免接触过敏原
- 家长戒烟
- 移除室内地毯
- 不让宠物进入卧室
- 雾霾天减少外出

注意气候变化，及时增减衣物，以防感冒、发热

发作时或发作后坐位或半坐位休息，以保证呼吸道通畅

衣物
- 尽量选择纯棉质地的衣物
- 避免带有动物皮毛的衣服

卫生
- 保持居住环境干净整洁，尽量不去布满粉尘、有刺激性气味等场所
- 保持患儿卫生

适当加强体育锻炼，增强体质

保证充足睡眠时间

情绪
- 避免情绪过度波动，诱发哮喘

（二）药物治疗

药物治疗

- 治疗原则
  - 长期、持续、规范、个体化治疗原则

- 常用药物
  - 糖皮质激素
    - 哮喘长期控制的首选药物
    - 需要长期、规范使用
    - 1~2周后症状和肺功能有所改善
    - 推荐吸入治疗
    - 常用氯米松、布地奈德、丙酸氟替卡松
    - 吸药后清水漱口
  - β₂受体激动药
    - 可舒张支气管
    - 短效：如沙丁胺醇
    - 长效
      - 如沙美特罗、福莫特罗
      - 不应单独使用，需与糖皮质激素联用
      - 福莫特罗起效迅速，与糖皮质激素联用可用于急性哮喘发作的缓解治疗
  - 茶碱
    - 舒张平滑肌，还有抗炎和免疫调节作用
    - 疗效不如低剂量糖皮质激素
    - 不良反应较多
    - 不推荐用于儿童支气管哮喘的长期控制治疗。中重度支气管哮喘可考虑与糖皮质激素联用
  - 其他
    - 抗胆碱药：如溴化异丙阿托品等
    - 抗组胺药：如氯雷他定等
    - 免疫调节药

- 急性发作期
  - 快速缓解症状，要点为抗炎、平喘治疗
  - 吸入短效β₂受体激动药，如沙丁胺醇等
  - 吸入用药起效快，血药浓度低，不良反应少
  - 必要时进行雾化治疗和吸氧治疗

- 慢性持续期和临床缓解期
  - 防止症状加重或反复，并做好自我管理，要点为抗炎、降低气道反应性、防止气道重塑、避免诱发因素
  - 急性发作时吸入沙丁胺醇
  - 长期使用激素，推荐吸入用药，每天1~2次

- 治疗目标
  - 有效控制急性发作症状，并维持最轻的症状，甚至无症状
  - 防止症状加重或反复
  - 尽可能维持肺功能在正常或接近正常水平
  - 保持正常活动（包括运动）能力
  - 避免药物不良反应
  - 防止因哮喘而死亡

（三）及时就医

及时就医

- 哮喘持续状态
- 呼吸困难，口唇、指甲发绀
- 肋骨间、胸骨上、锁骨上皮肤向内凹陷，即三凹征
- 出现其他病情突然变化的情况

第二节 湿 疹

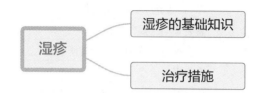

湿疹 —— 湿疹的基础知识

—— 治疗措施

一、湿疹的基础知识

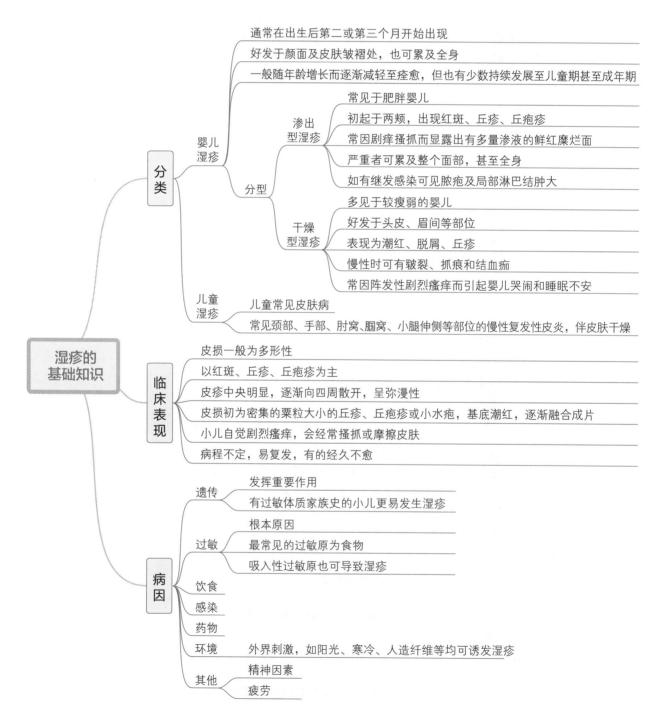

湿疹的基础知识

分类
- 婴儿湿疹
  - 通常在出生后第二或第三个月开始出现
  - 好发于颜面及皮肤皱褶处，也可累及全身
  - 一般随年龄增长而逐渐减轻至痊愈，但也有少数持续发展至儿童期甚至成年期
  - 分型
    - 渗出型湿疹
      - 常见于肥胖婴儿
      - 初起于两颊，出现红斑、丘疹、丘疱疹
      - 常因剧痒搔抓而显露出有多量渗液的鲜红糜烂面
      - 严重者可累及整个面部，甚至全身
      - 如有继发感染可见脓疱及局部淋巴结肿大
    - 干燥型湿疹
      - 多见于较瘦弱的婴儿
      - 好发于头皮、眉间等部位
      - 表现为潮红、脱屑、丘疹
      - 慢性时可有皲裂、抓痕和结血痂
      - 常因阵发性剧烈瘙痒而引起婴儿哭闹和睡眠不安
- 儿童湿疹
  - 儿童常见皮肤病
  - 常见颈部、手部、肘窝、腘窝、小腿伸侧等部位的慢性复发性皮炎，伴皮肤干燥

临床表现
- 皮损一般为多形性
- 以红斑、丘疹、丘疱疹为主
- 皮疹中央明显，逐渐向四周散开，呈弥漫性
- 皮损初为密集的粟粒大小的丘疹、丘疱疹或小水疱，基底潮红，逐渐融合成片
- 小儿自觉剧烈瘙痒，会经常搔抓或摩擦皮肤
- 病程不定，易复发，有的经久不愈

病因
- 遗传
  - 发挥重要作用
  - 有过敏体质家族史的小儿更易发生湿疹
- 过敏
  - 根本原因
  - 最常见的过敏原为食物
  - 吸入性过敏原也可导致湿疹
- 饮食
- 感染
- 药物
- 环境
  - 外界刺激，如阳光、寒冷、人造纤维等均可诱发湿疹
- 其他
  - 精神因素
  - 疲劳

二、治疗措施

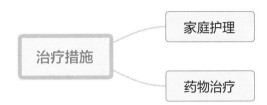

（一）家庭护理

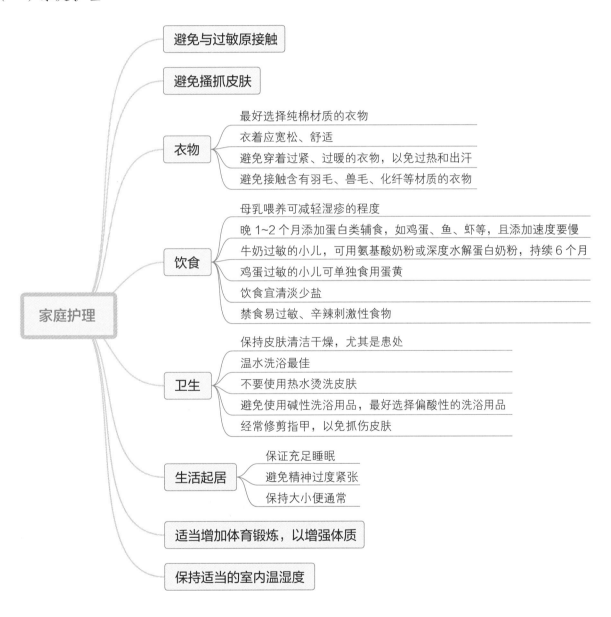

（二）药物治疗

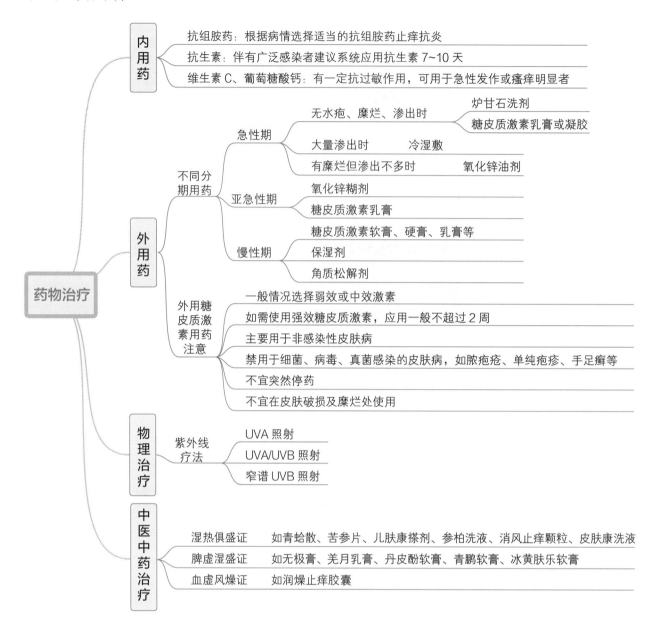

内用药
- 抗组胺药：根据病情选择适当的抗组胺药止痒抗炎
- 抗生素：伴有广泛感染者建议系统应用抗生素7~10天
- 维生素C、葡萄糖酸钙：有一定抗过敏作用，可用于急性发作或瘙痒明显者

外用药
- 不同分期用药
  - 急性期
    - 无水疱、糜烂、渗出时
      - 炉甘石洗剂
      - 糖皮质激素乳膏或凝胶
    - 大量渗出时 —— 冷湿敷
    - 有糜烂但渗出不多时 —— 氧化锌油剂
  - 亚急性期
    - 氧化锌糊剂
    - 糖皮质激素乳膏
  - 慢性期
    - 糖皮质激素软膏、硬膏、乳膏等
    - 保湿剂
    - 角质松解剂
- 外用糖皮质激素用药注意
  - 一般情况选择弱效或中效激素
  - 如需使用强效糖皮质激素，应用一般不超过2周
  - 主要用于非感染性皮肤病
  - 禁用于细菌、病毒、真菌感染的皮肤病，如脓疱疮、单纯疱疹、手足癣等
  - 不宜突然停药
  - 不宜在皮肤破损及糜烂处使用

物理治疗
- 紫外线疗法
  - UVA照射
  - UVA/UVB照射
  - 窄谱UVB照射

中医中药治疗
- 湿热俱盛证 —— 如青蛤散、苦参片、儿肤康搽剂、参柏洗液、消风止痒颗粒、皮肤康洗液
- 脾虚湿盛证 —— 如无极膏、羌月乳膏、丹皮酚软膏、青鹏软膏、冰黄肤乐软膏
- 血虚风燥证 —— 如润燥止痒胶囊

第三节　荨麻疹

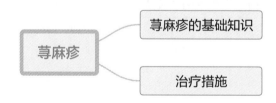

荨麻疹
- 荨麻疹的基础知识
- 治疗措施

一、荨麻疹的基础知识

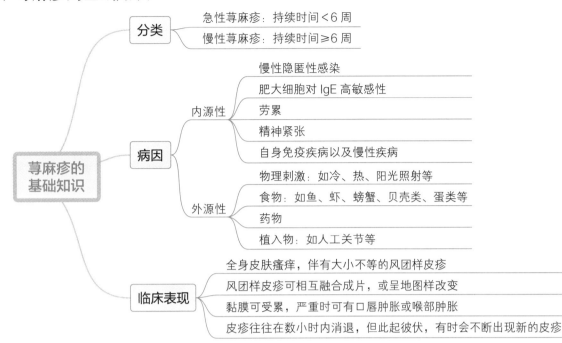

荨麻疹的基础知识

- 分类
  - 急性荨麻疹：持续时间＜6周
  - 慢性荨麻疹：持续时间≥6周

- 病因
  - 内源性
    - 慢性隐匿性感染
    - 肥大细胞对IgE高敏感性
    - 劳累
    - 精神紧张
    - 自身免疫疾病以及慢性疾病
  - 外源性
    - 物理刺激：如冷、热、阳光照射等
    - 食物：如鱼、虾、螃蟹、贝壳类、蛋类等
    - 药物
    - 植入物：如人工关节等

- 临床表现
  - 全身皮肤瘙痒，伴有大小不等的风团样皮疹
  - 风团样皮疹可相互融合成片，或呈地图样改变
  - 黏膜可受累，严重时可有口唇肿胀或喉部肿胀
  - 皮疹往往在数小时内消退，但此起彼伏，有时会不断出现新的皮疹

二、治疗措施

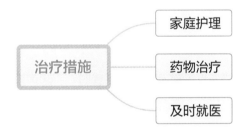

治疗措施

- 家庭护理
- 药物治疗
- 及时就医

（一）家庭护理

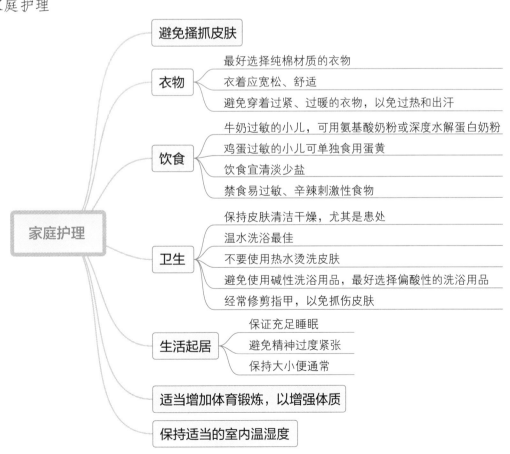

家庭护理

- 避免搔抓皮肤
- 衣物
  - 最好选择纯棉材质的衣物
  - 衣着应宽松、舒适
  - 避免穿着过紧、过暖的衣物，以免过热和出汗
- 饮食
  - 牛奶过敏的小儿，可用氨基酸奶粉或深度水解蛋白奶粉
  - 鸡蛋过敏的小儿可单独食用蛋黄
  - 饮食宜清淡少盐
  - 禁食易过敏、辛辣刺激性食物
- 卫生
  - 保持皮肤清洁干燥，尤其是患处
  - 温水洗浴最佳
  - 不要使用热水烫洗皮肤
  - 避免使用碱性洗浴用品，最好选择偏酸性的洗浴用品
  - 经常修剪指甲，以免抓伤皮肤
- 生活起居
  - 保证充足睡眠
  - 避免精神过度紧张
  - 保持大小便通常
- 适当增加体育锻炼，以增强体质
- 保持适当的室内温湿度

（二）药物治疗

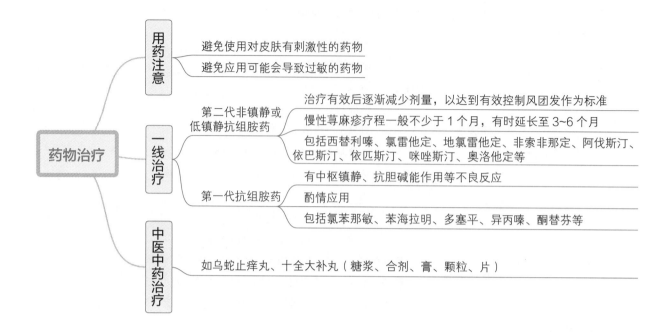

药物治疗
- 用药注意
  - 避免使用对皮肤有刺激性的药物
  - 避免应用可能会导致过敏的药物
- 一线治疗
  - 第二代非镇静或低镇静抗组胺药
    - 治疗有效后逐渐减少剂量，以达到有效控制风团发作为标准
    - 慢性荨麻疹疗程一般不少于1个月，有时延长至3~6个月
    - 包括西替利嗪、氯雷他定、地氯雷他定、非索非那定、阿伐斯汀、依巴斯汀、依匹斯汀、咪唑斯汀、奥洛他定等
  - 第一代抗组胺药
    - 有中枢镇静、抗胆碱能作用等不良反应
    - 酌情应用
    - 包括氯苯那敏、苯海拉明、多塞平、异丙嗪、酮替芬等
- 中医中药治疗
  - 如乌蛇止痒丸、十全大补丸（糖浆、合剂、膏、颗粒、片）

（三）及时就医

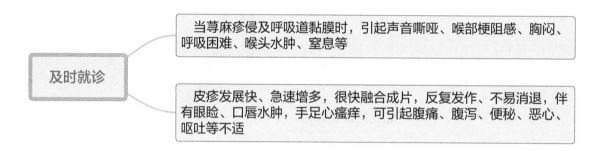

及时就诊
- 当荨麻疹侵及呼吸道黏膜时，引起声音嘶哑、喉部梗阻感、胸闷、呼吸困难、喉头水肿、窒息等
- 皮疹发展快、急速增多，很快融合成片，反复发作、不易消退，伴有眼睑、口唇水肿，手足心瘙痒，可引起腹痛、腹泻、便秘、恶心、呕吐等不适

第四节　过敏性鼻炎

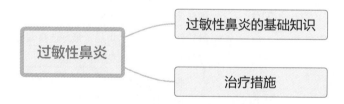

过敏性鼻炎
- 过敏性鼻炎的基础知识
- 治疗措施

一、过敏性鼻炎的基础知识

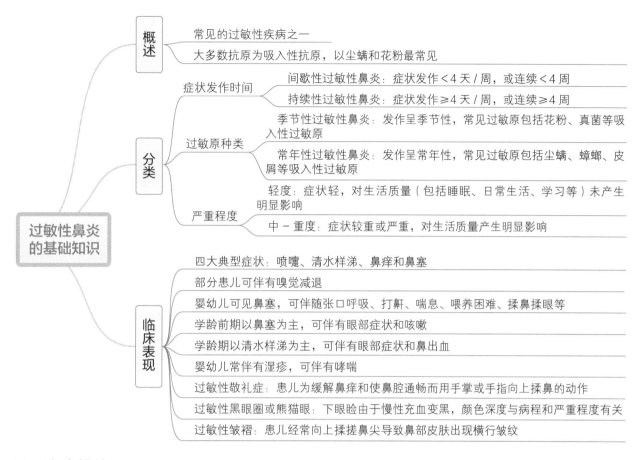

过敏性鼻炎的基础知识
- 概述
  - 常见的过敏性疾病之一
  - 大多数抗原为吸入性抗原，以尘螨和花粉最常见
- 分类
  - 症状发作时间
    - 间歇性过敏性鼻炎：症状发作＜4天／周，或连续＜4周
    - 持续性过敏性鼻炎：症状发作≥4天／周，或连续≥4周
  - 过敏原种类
    - 季节性过敏性鼻炎：发作呈季节性，常见过敏原包括花粉、真菌等吸入性过敏原
    - 常年性过敏性鼻炎：发作呈常年性，常见过敏原包括尘螨、蟑螂、皮屑等吸入性过敏原
  - 严重程度
    - 轻度：症状轻，对生活质量（包括睡眠、日常生活、学习等）未产生明显影响
    - 中－重度：症状较重或严重，对生活质量产生明显影响
- 临床表现
  - 四大典型症状：喷嚏、清水样涕、鼻痒和鼻塞
  - 部分患儿可伴有嗅觉减退
  - 婴幼儿可见鼻塞，可伴随张口呼吸、打鼾、喘息、喂养困难、揉鼻揉眼等
  - 学龄前期以鼻塞为主，可伴有眼部症状和咳嗽
  - 学龄期以清水样涕为主，可伴有眼部症状和鼻出血
  - 婴幼儿常伴有湿疹，可伴有哮喘
  - 过敏性敬礼症：患儿为缓解鼻痒和使鼻腔通畅而用手掌或手指向上揉鼻的动作
  - 过敏性黑眼圈或熊猫眼：下眼睑由于慢性充血变黑，颜色深度与病程和严重程度有关
  - 过敏性皱褶：患儿经常向上揉搓鼻尖导致鼻部皮肤出现横行皱纹

二、治疗措施

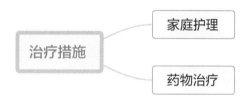

治疗措施
- 家庭护理
- 药物治疗

（一）家庭护理

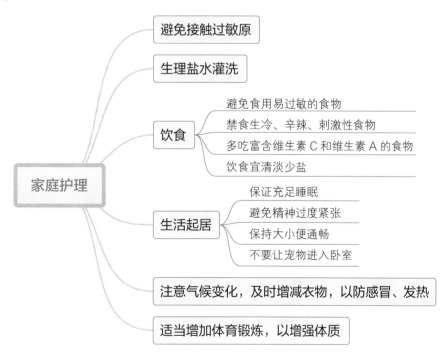

家庭护理
- 避免接触过敏原
- 生理盐水灌洗
- 饮食
  - 避免食用易过敏的食物
  - 禁食生冷、辛辣、刺激性食物
  - 多吃富含维生素C和维生素A的食物
  - 饮食宜清淡少盐
- 生活起居
  - 保证充足睡眠
  - 避免精神过度紧张
  - 保持大小便通畅
  - 不要让宠物进入卧室
- 注意气候变化，及时增减衣物，以防感冒、发热
- 适当增加体育锻炼，以增强体质

（二）药物治疗

药物治疗
├─ 抗组胺药
│   ├─ 口服抗组胺药　第二代抗组胺药
│   │   ├─ 儿童过敏性鼻炎的一线治疗药物
│   │   ├─ 能明显改善鼻痒、喷嚏和流涕等鼻部症状，对眼部症状也有效
│   │   ├─ 每天用药1次，疗程不少于2周
│   │   ├─ 5岁以下幼儿推荐使用糖浆
│   │   └─ 常用药物有氯雷他定和西替利嗪
│   └─ 外用抗组胺药
│   ├─ 起效快
│   └─ 常用于季节性、常年性、间歇性发作的过敏性鼻炎
├─ 鼻用糖皮质激素
│   ├─ 儿童过敏性鼻炎的一线治疗药物
│   ├─ 显著的抗炎、抗过敏和抗水肿作用
│   ├─ 对缓解喷嚏、流涕、鼻痒和鼻塞均有作用
│   ├─ 主要用于中重度过敏性鼻炎患儿
│   │   ├─ 中重度间歇性过敏性鼻炎：每个疗程原则不少于2周
│   │   └─ 中重度持续性过敏性鼻炎：联合应用抗组胺药，每个疗程4周以上
│   └─ 正确的鼻腔喷药方法可减少鼻出血的发生，避免向鼻中隔喷药
├─ 白三烯受体拮抗剂
│   ├─ 适用于学龄前期鼻塞较重的患儿
│   └─ 中重度患儿可作为联合用药，特别是和鼻用糖皮质激素合用
├─ 肥大细胞膜稳定剂
│   ├─ 儿童过敏性鼻炎的二线治疗药物
│   ├─ 临床常用色甘酸钠和曲尼司特
│   └─ 对缓解喷嚏、流涕、鼻痒有一定作用
├─ 减充血剂
│   ├─ 用于有严重鼻塞症状的患儿
│   ├─ 可短期局部应用减充血剂，连续使用不超过1周
│   └─ 不推荐常规使用
└─ 中药
    ├─ 风热证　如祛风止痒口服液、滴通鼻炎水（喷雾剂）、苍耳子鼻炎胶囊
    ├─ 肺气虚证　如畅鼻通颗粒、通窍鼻炎颗粒（片、胶囊）、辛芩颗粒（片、冲剂）、玉屏风口服液（颗粒、丸、胶囊）
    └─ 脾气虚证　如参苓白术口服液（颗粒、片、胶囊）

◀ 第四章 ▶
儿童传染性疾病的合理用药

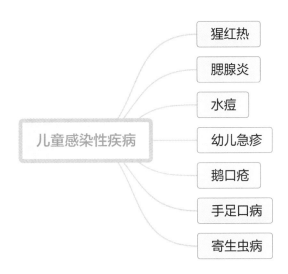

第一节　猩红热

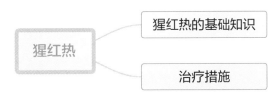

一、猩红热的基础知识

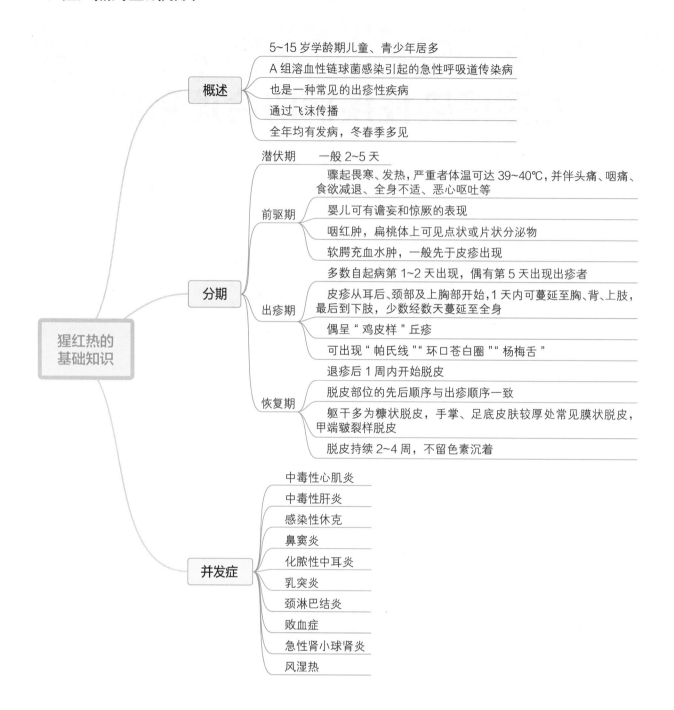

猩红热的基础知识

概述
- 5~15岁学龄期儿童、青少年居多
- A组溶血性链球菌感染引起的急性呼吸道传染病
- 也是一种常见的出疹性疾病
- 通过飞沫传播
- 全年均有发病，冬春季多见

分期
- 潜伏期
  - 一般2~5天
- 前驱期
  - 骤起畏寒、发热，严重者体温可达39~40℃，并伴头痛、咽痛、食欲减退、全身不适、恶心呕吐等
  - 婴儿可有谵妄和惊厥的表现
  - 咽红肿，扁桃体上可见点状或片状分泌物
  - 软腭充血水肿，一般先于皮疹出现
- 出疹期
  - 多数自起病第1~2天出现，偶有第5天出现出疹者
  - 皮疹从耳后、颈部及上胸部开始，1天内可蔓延至胸、背、上肢，最后到下肢，少数经数天蔓延至全身
  - 偶呈"鸡皮样"丘疹
  - 可出现"帕氏线""环口苍白圈""杨梅舌"
- 恢复期
  - 退疹后1周内开始脱皮
  - 脱皮部位的先后顺序与出疹顺序一致
  - 躯干多为糠状脱皮，手掌、足底皮肤较厚处常见膜状脱皮，甲端皲裂样脱皮
  - 脱皮持续2~4周，不留色素沉着

并发症
- 中毒性心肌炎
- 中毒性肝炎
- 感染性休克
- 鼻窦炎
- 化脓性中耳炎
- 乳突炎
- 颈淋巴结炎
- 败血症
- 急性肾小球肾炎
- 风湿热

二、治疗措施

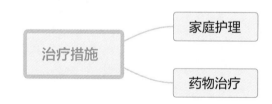

治疗措施
- 家庭护理
- 药物治疗

（一）家庭护理

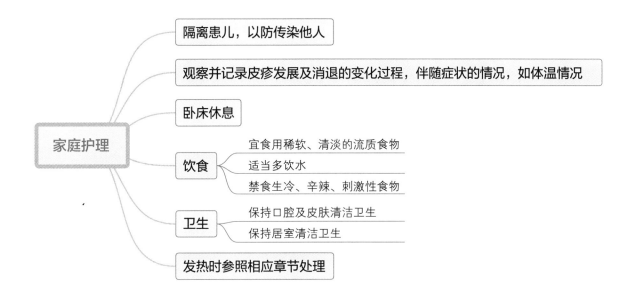

（二）药物治疗

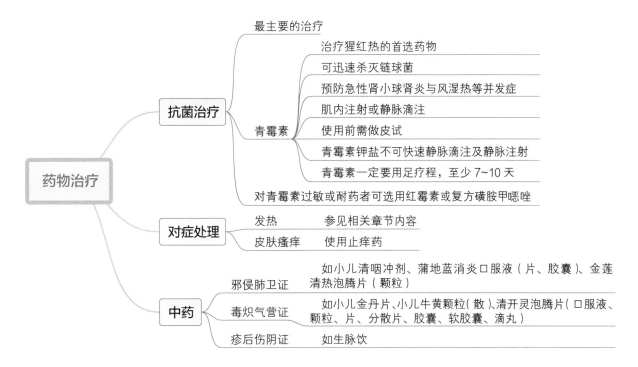

第二节　腮腺炎

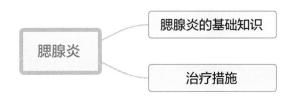

一、腮腺炎的基础知识

腮腺炎的基础知识

概述
- 腮腺炎病毒引起的急性呼吸道传染病
- 通过飞沫传播
- 除侵犯腮腺外，还能引起脑膜炎、脑膜脑炎、睾丸炎、卵巢炎、胰腺炎和心肌炎等
- 发生脑膜脑炎或脑炎的重症者可致死亡，亦可遗留听力障碍、视力障碍等后遗症
- 主要发生在儿童和青少年
- 冬春季多见，夏季较少
- 发病前 2~3 周有接触史

临床表现
- 潜伏期 8~30 天，平均 18 天
- 起病大多较急，可无前驱症状
- 典型表现有发热、畏寒、头痛、咽痛、食欲减退、恶心、呕吐、全身疼痛等，数小时后腮腺肿痛，逐渐明晰
- 体温可达 39℃以上
- 腮腺肿痛具有特征性，一般以耳垂为中心，向前、后、下发展，常呈梨形，边缘不清；局部皮肤紧张，发亮但不发红，触之坚韧有弹性，表面发热，有触痛；说话、咀嚼（特别是酸性食物）时刺激唾液分泌，导致疼痛加剧
- 通常一侧腮腺肿胀后 1~4 天累及对侧
- 颌下腺和舌下腺也可同时被累及
- 腮腺管开口处早期可出现红肿，挤压腮腺始终无脓性分泌物自开口处溢出
- 腮腺肿胀大多于 1~3 天到达高峰，持续 4~5 天逐渐消退而恢复正常
- 咽及软腭可有肿胀，扁桃体向中线移动
- 腮腺肿胀时多有中度发热，5 天左右体温恢复至正常，病程 10~14 天

二、治疗措施

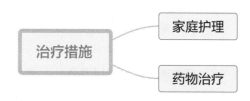

治疗措施
- 家庭护理
- 药物治疗

（一）家庭护理

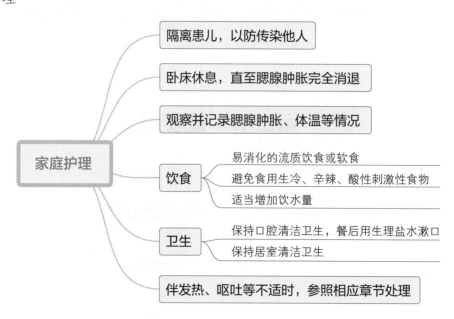

家庭护理
- 隔离患儿，以防传染他人
- 卧床休息，直至腮腺肿胀完全消退
- 观察并记录腮腺肿胀、体温等情况
- 饮食
  - 易消化的流质饮食或软食
  - 避免食用生冷、辛辣、酸性刺激性食物
  - 适当增加饮水量
- 卫生
  - 保持口腔清洁卫生，餐后用生理盐水漱口
  - 保持居室清洁卫生
- 伴发热、呕吐等不适时，参照相应章节处理

（二）药物治疗

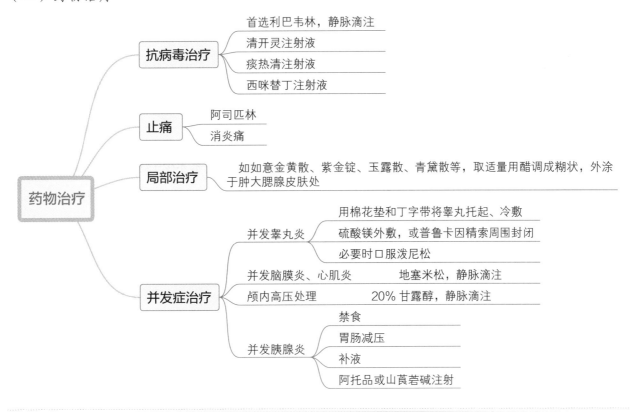

第三节　水　痘

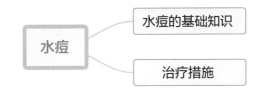

一、水痘的基础知识

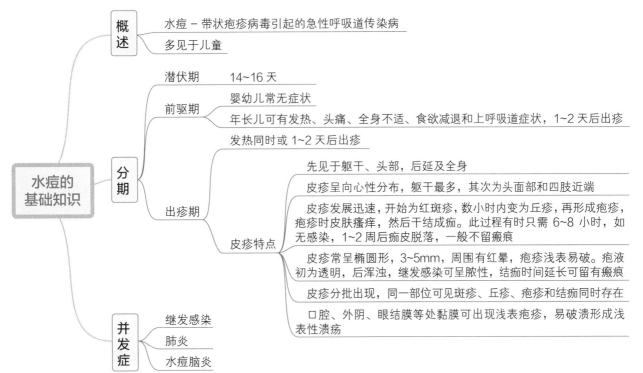

二、治疗措施

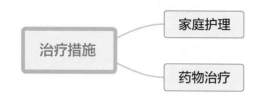

（一）家庭护理

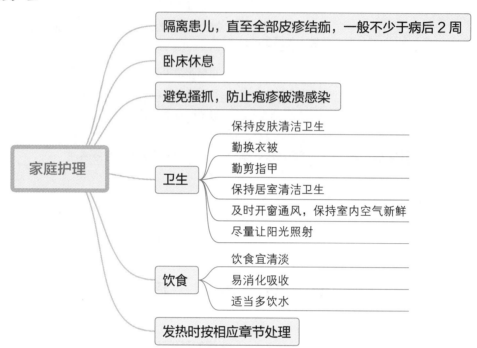

（二）药物治疗

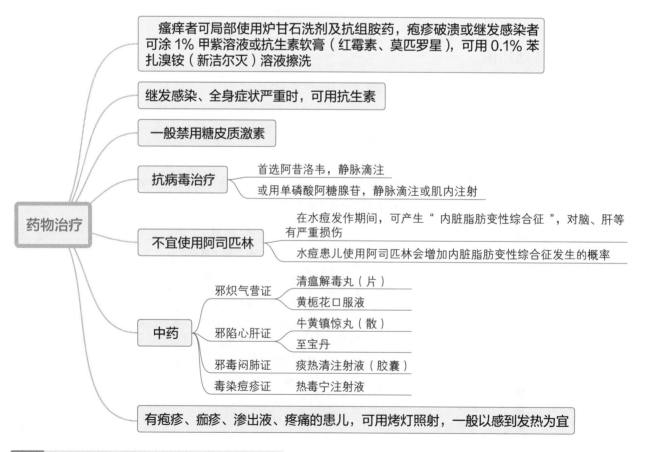

第四节　幼儿急疹

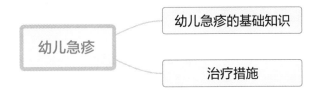

幼儿急疹
├─ 幼儿急疹的基础知识
└─ 治疗措施

一、幼儿急疹的基础知识

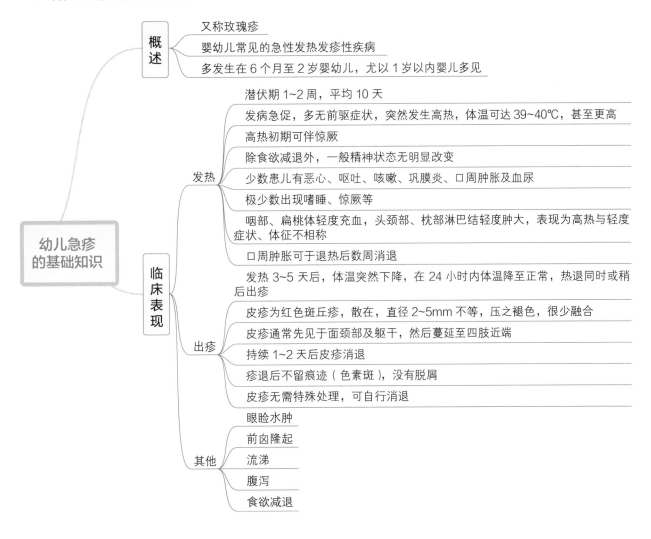

幼儿急疹的基础知识

概述
- 又称玫瑰疹
- 婴幼儿常见的急性发热发疹性疾病
- 多发生在 6 个月至 2 岁婴幼儿，尤以 1 岁以内婴儿多见

临床表现

发热
- 潜伏期 1~2 周，平均 10 天
- 发病急促，多无前驱症状，突然发生高热，体温可达 39~40℃，甚至更高
- 高热初期可伴惊厥
- 除食欲减退外，一般精神状态无明显改变
- 少数患儿有恶心、呕吐、咳嗽、巩膜炎、口周肿胀及血尿
- 极少数出现嗜睡、惊厥等
- 咽部、扁桃体轻度充血，头颈部、枕部淋巴结轻度肿大，表现为高热与轻度症状、体征不相称
- 口周肿胀可于退热后数周消退

出疹
- 发热 3~5 天后，体温突然下降，在 24 小时内体温降至正常，热退同时或稍后出疹
- 皮疹为红色斑丘疹，散在，直径 2~5mm 不等，压之褪色，很少融合
- 皮疹通常先见于面颈部及躯干，然后蔓延至四肢近端
- 持续 1~2 天后皮疹消退
- 疹退后不留痕迹（色素斑），没有脱屑
- 皮疹无需特殊处理，可自行消退

其他
- 眼睑水肿
- 前囟隆起
- 流涕
- 腹泻
- 食欲减退

二、治疗措施

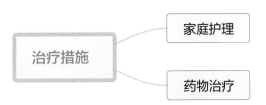

治疗措施
├─ 家庭护理
└─ 药物治疗

（一）家庭护理

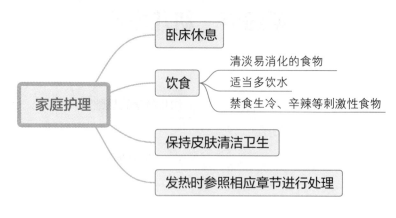

（二）药物治疗

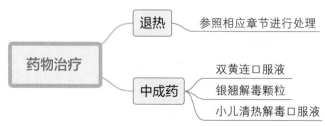

第五节　鹅口疮

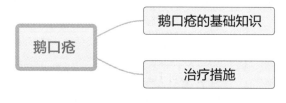

一、鹅口疮的基础知识

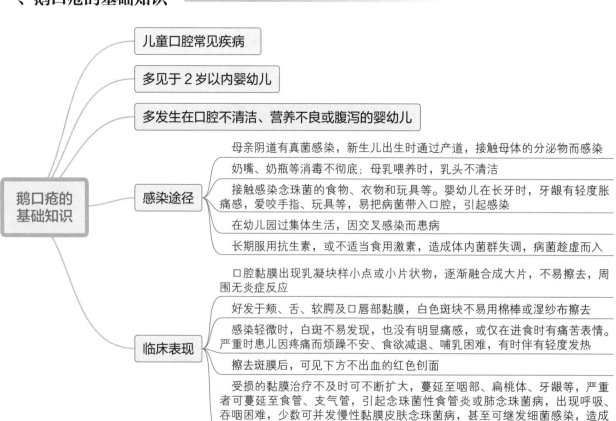

二、治疗措施

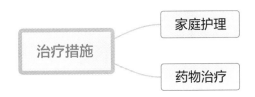

（一）家庭护理

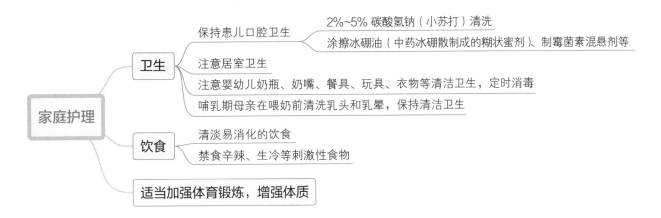

（二）药物治疗

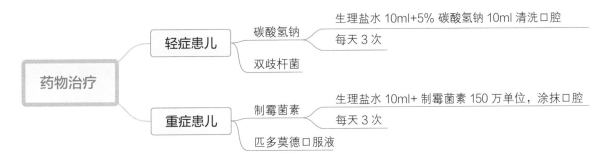

第六节　手足口病

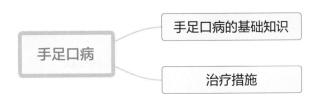

一、手足口病的基础知识

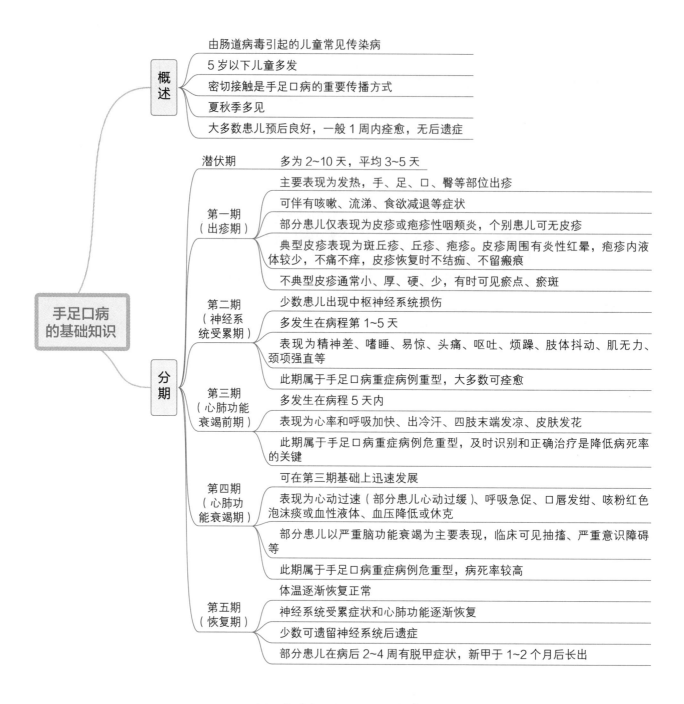

概述
- 由肠道病毒引起的儿童常见传染病
- 5 岁以下儿童多发
- 密切接触是手足口病的重要传播方式
- 夏秋季多见
- 大多数患儿预后良好，一般 1 周内痊愈，无后遗症

分期

潜伏期
- 多为 2~10 天，平均 3~5 天

第一期（出疹期）
- 主要表现为发热，手、足、口、臀等部位出疹
- 可伴有咳嗽、流涕、食欲减退等症状
- 部分患儿仅表现为皮疹或疱疹性咽颊炎，个别患儿可无皮疹
- 典型皮疹表现为斑丘疹、丘疹、疱疹。皮疹周围有炎性红晕，疱疹内液体较少，不痛不痒，皮疹恢复时不结痂、不留瘢痕
- 不典型皮疹通常小、厚、硬、少，有时可见瘀点、瘀斑

第二期（神经系统受累期）
- 少数患儿出现中枢神经系统损伤
- 多发生在病程第 1~5 天
- 表现为精神差、嗜睡、易惊、头痛、呕吐、烦躁、肢体抖动、肌无力、颈项强直等
- 此期属于手足口病重症病例重型，大多数可痊愈

第三期（心肺功能衰竭前期）
- 多发生在病程 5 天内
- 表现为心率和呼吸加快、出冷汗、四肢末端发凉、皮肤发花
- 此期属于手足口病重症病例危重型，及时识别和正确治疗是降低病死率的关键

第四期（心肺功能衰竭期）
- 可在第三期基础上迅速发展
- 表现为心动过速（部分患儿心动过缓）、呼吸急促、口唇发绀、咳粉红色泡沫痰或血性液体、血压降低或休克
- 部分患儿以严重脑功能衰竭为主要表现，临床可见抽搐、严重意识障碍等
- 此期属于手足口病重症病例危重型，病死率较高

第五期（恢复期）
- 体温逐渐恢复正常
- 神经系统受累症状和心肺功能逐渐恢复
- 少数可遗留神经系统后遗症
- 部分患儿在病后 2~4 周有脱甲症状，新甲于 1~2 个月后长出

二、治疗措施

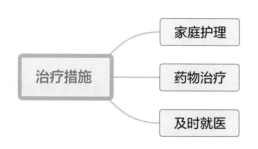

治疗措施
- 家庭护理
- 药物治疗
- 及时就医

（一）家庭护理

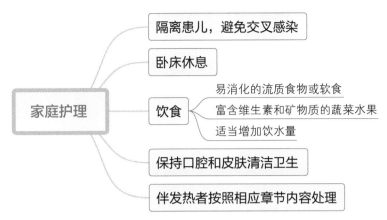

家庭护理
- 隔离患儿，避免交叉感染
- 卧床休息
- 饮食
  - 易消化的流质食物或软食
  - 富含维生素和矿物质的蔬菜水果
  - 适当增加饮水量
- 保持口腔和皮肤清洁卫生
- 伴发热者按照相应章节内容处理

（二）药物治疗

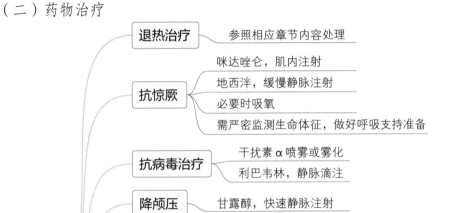

药物治疗
- 退热治疗
  - 参照相应章节内容处理
- 抗惊厥
  - 咪达唑仑，肌内注射
  - 地西泮，缓慢静脉注射
  - 必要时吸氧
  - 需严密监测生命体征，做好呼吸支持准备
- 抗病毒治疗
  - 干扰素 α 喷雾或雾化
  - 利巴韦林，静脉滴注
- 降颅压
  - 甘露醇，快速静脉注射
- 血管活性药物
  - 第三期患儿血流动力学改变为高动力高阻力型，以扩血管药物为主
  - 高血压患儿应将血压控制在该年龄段严重高血压值以下，可用酚妥拉明或硝普钠，由小剂量开始逐渐增加剂量
  - 第四期血压下降时，可应用正性肌力及升压药物治疗，如多巴胺、去甲肾上腺素、肾上腺素或多巴酚丁胺等，从小剂量开始
- 丙种球蛋白
  - 有脑脊髓炎和持续高热等表现者以及危重病例可酌情使用
- 糖皮质激素
  - 有脑脊髓炎和持续高热等表现者以及危重病例可酌情使用
- 维生素
  - 可补充维生素 B_2、维生素 C、维生素 E
- 口腔疱疹和溃疡
  - 可用 1% 甲紫溶液或丁卡因溶液进行局部涂敷
- 漱口
  - 年长儿可用 0.1% 醋酸氯己定溶液、淡盐水漱口
- 中药
  - 常用中药有银花、连翘、黄芩、栀子、生薏苡仁、牛蒡子、蝉蜕、紫草、芦根、竹叶、生石膏、黄连、灯芯草、六一散等

（三）及时就医

及时就医
- 持续高热，体温超过 39℃，常规退热效果不佳
- 神经系统表现，出现精神萎靡、头痛、眼球震颤或上翻、呕吐、易惊、肢体抖动、站立或坐立不稳等
- 呼吸异常，呼吸增快、减慢或节律不整，安静状态下呼吸频率超过 30~40 次 / 分
- 循环功能障碍，心率增快（＞160 次 / 分）、出冷汗、四肢末端发凉、皮肤发花、血压下降等

第七节 寄生虫病

```
                    ┌─ 寄生虫病的基础知识
        寄生虫病 ───┤
                    └─ 治疗措施
```

一、寄生虫病的基础知识

概述
- 小儿时期最常见的多发病
- 对小儿危害大，重者可致生长发育障碍

寄生虫病的基础知识 — 分类

蛔虫病
- 蛔虫寄生在小肠内的寄生虫病
- 多见于5~15岁儿童及青少年
- 蛔虫是最大的肠道寄生虫
- 虫卵随粪便排出体外，在适宜的温度下，发育成感染的虫卵，小儿食用被污染的食物或水后，感染蛔虫病
- 轻者无症状，稍重者有消化道症状和营养不良，严重者可引起胆道蛔虫或蛔虫性肠梗阻
- 可出现脐周或上腹疼痛，可反复发作，伴有食欲减退、恶心、呕吐等表现
- 小儿常出现精神不集中、哭闹、夜间磨牙、梦惊、瘙痒、反复发生荨麻疹、面部可见白色虫斑，重者可致营养不良、智力迟钝、发育障碍、面黄肌瘦等

蛲虫病
- 蛲虫寄生在小肠下段及大肠内的线状寄生虫病
- 多见于幼儿
- 症状一般不重，但可影响患儿的健康
- 可有腹泻、腹痛、恶心、精神不佳、消瘦、厌食、喜咬指甲等表现
- 雌虫常在夜间爬动及产卵，刺激肛门，导致肛周瘙痒，使得患儿搔抓，或引起幼儿哭闹、烦躁不安
- 雌虫排卵后，大部分会干瘪死亡，有少数蛲虫会由肛门回到肠道
- 若进入男孩尿道，可导致尿道炎，引起尿频、尿急、遗尿等表现
- 若进入女孩尿道或阴道，可导致尿频、尿急、遗尿等尿道炎表现，或外阴瘙痒、分泌物增多等阴道炎表现
- 可在患儿肛周或大便中见到线头状虫体

华支睾吸虫病
- 寄生于肝胆管内
- 食用被华支睾吸虫污染的淡水鱼虾等可被感染
- 轻者可无症状
- 中度者可有腹痛、腹泻、肝区疼痛、肝大、肝功能异常等表现，虫卵还可成为胆结石形成的核心，出现胆囊炎、胆结石等
- 重度者胆管壁逐渐增生变厚，肝实质细胞萎缩、坏死，甚至出现肝硬化、腹水等表现
- 儿童期反复感染或一次大量感染可出现营养不良、发育障碍

钩虫病
- 感染初期，幼虫钻入皮肤时，局部可有痒疹，由于搔抓可继发感染
- 幼虫穿过肺组织时，可引起发热、咳嗽等症状
- 成虫吸着于肠黏膜，吸血为生，可导致失血性贫血
- 随着疾病进展，患儿常有面色苍黄、皮肤干粗、毛发稀疏、乏力、眩晕、气短等症状
- 有些患儿有"异食癖"，喜食生米、泥土等

二、治疗措施

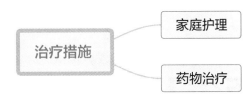

（一）家庭护理

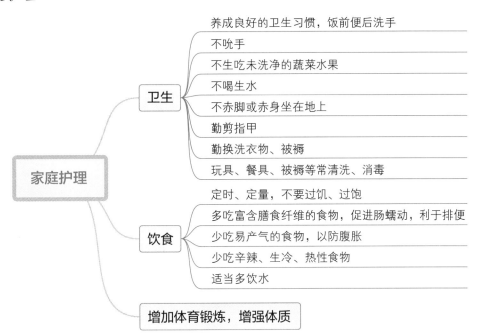

家庭护理
- 卫生
  - 养成良好的卫生习惯，饭前便后洗手
  - 不吮手
  - 不生吃未洗净的蔬菜水果
  - 不喝生水
  - 不赤脚或赤身坐在地上
  - 勤剪指甲
  - 勤换洗衣物、被褥
  - 玩具、餐具、被褥等常清洗、消毒
- 饮食
  - 定时、定量，不要过饥、过饱
  - 多吃富含膳食纤维的食物，促进肠蠕动，利于排便
  - 少吃易产气的食物，以防腹胀
  - 少吃辛辣、生冷、热性食物
  - 适当多饮水
- 增加体育锻炼，增强体质

（二）药物治疗

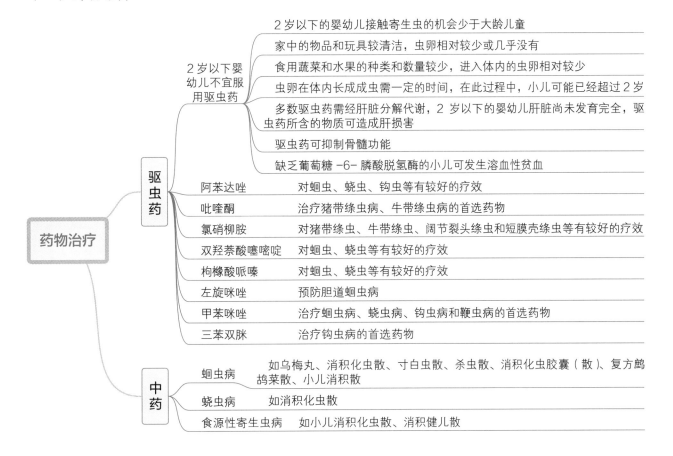

药物治疗
- 驱虫药
  - 2岁以下婴幼儿不宜服用驱虫药
    - 2岁以下的婴幼儿接触寄生虫的机会少于大龄儿童
    - 家中的物品和玩具较清洁，虫卵相对较少或几乎没有
    - 食用蔬菜和水果的种类和数量较少，进入体内的虫卵相对较少
    - 虫卵在体内长成成虫需一定的时间，在此过程中，小儿可能已经超过2岁
    - 多数驱虫药需经肝脏分解代谢，2岁以下的婴幼儿肝脏尚未发育完全，驱虫药所含的物质可造成肝损害
    - 驱虫药可抑制骨髓功能
    - 缺乏葡萄糖-6-膦酸脱氢酶的小儿可发生溶血性贫血
  - 阿苯达唑　对蛔虫、蛲虫、钩虫等有较好的疗效
  - 吡喹酮　治疗猪带绦虫病、牛带绦虫病的首选药物
  - 氯硝柳胺　对猪带绦虫、牛带绦虫、阔节裂头绦虫和短膜壳绦虫等有较好的疗效
  - 双羟萘酸噻嘧啶　对蛔虫、蛲虫等有较好的疗效
  - 枸橼酸哌嗪　对蛔虫、蛲虫等有较好的疗效
  - 左旋咪唑　预防胆道蛔虫病
  - 甲苯咪唑　治疗蛔虫病、蛲虫病、钩虫病和鞭虫病的首选药物
  - 三苯双脒　治疗钩虫病的首选药物
- 中药
  - 蛔虫病　如乌梅丸、消积化虫散、寸白虫散、杀虫散、消积化虫胶囊（散）、复方鹧鸪菜散、小儿消积散
  - 蛲虫病　如消积化虫散
  - 食源性寄生虫病　如小儿消积化虫散、消积健儿散

◀ 第五章 ▶
新生儿合理用药

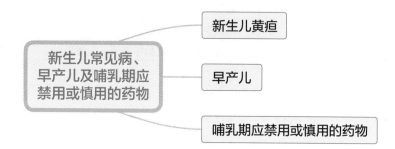

第一节　新生儿黄疸

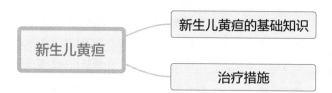

一、新生儿黄疸的基础知识

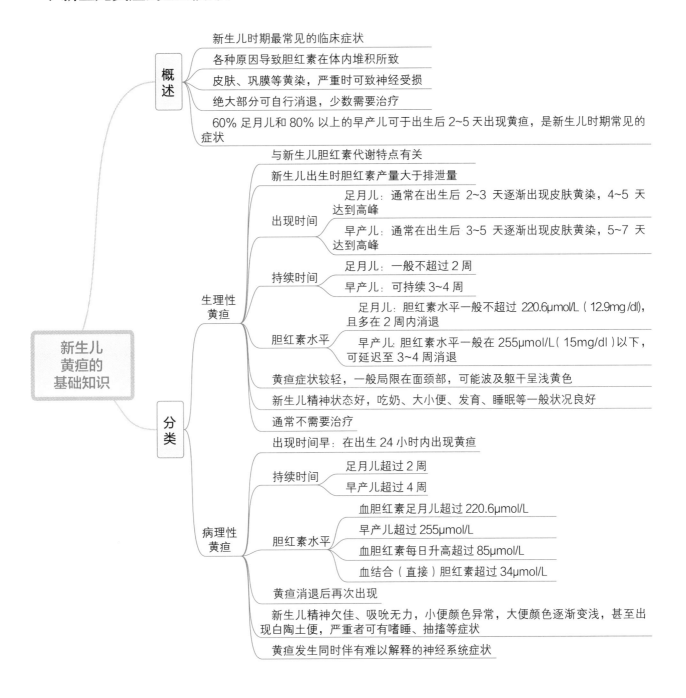

概述
- 新生儿时期最常见的临床症状
- 各种原因导致胆红素在体内堆积所致
- 皮肤、巩膜等黄染，严重时可致神经受损
- 绝大部分可自行消退，少数需要治疗
- 60% 足月儿和 80% 以上的早产儿可于出生后 2~5 天出现黄疸，是新生儿时期常见的症状

分类

生理性黄疸
- 与新生儿胆红素代谢特点有关
- 新生儿出生时胆红素产量大于排泄量
- 出现时间
  - 足月儿：通常在出生后 2~3 天逐渐出现皮肤黄染，4~5 天达到高峰
  - 早产儿：通常在出生后 3~5 天逐渐出现皮肤黄染，5~7 天达到高峰
- 持续时间
  - 足月儿：一般不超过 2 周
  - 早产儿：可持续 3~4 周
- 胆红素水平
  - 足月儿：胆红素水平一般不超过 220.6μmol/L（12.9mg/dl），且多在 2 周内消退
  - 早产儿：胆红素水平一般在 255μmol/L（15mg/dl）以下，可延迟至 3~4 周消退
- 黄疸症状较轻，一般局限在面颈部，可能波及躯干呈浅黄色
- 新生儿精神状态好，吃奶、大小便、发育、睡眠等一般状况良好
- 通常不需要治疗

病理性黄疸
- 出现时间早：在出生 24 小时内出现黄疸
- 持续时间
  - 足月儿超过 2 周
  - 早产儿超过 4 周
- 胆红素水平
  - 血胆红素足月儿超过 220.6μmol/L
  - 早产儿超过 255μmol/L
  - 血胆红素每日升高超过 85μmol/L
  - 血结合（直接）胆红素超过 34μmol/L
- 黄疸消退后再次出现
- 新生儿精神欠佳、吸吮无力，小便颜色异常，大便颜色逐渐变浅，甚至出现白陶土便，严重者可有嗜睡、抽搐等症状
- 黄疸发生同时伴有难以解释的神经系统症状

二、治疗措施

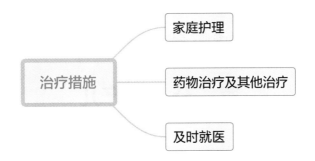

治疗措施
- 家庭护理
- 药物治疗及其他治疗
- 及时就医

（一）家庭护理

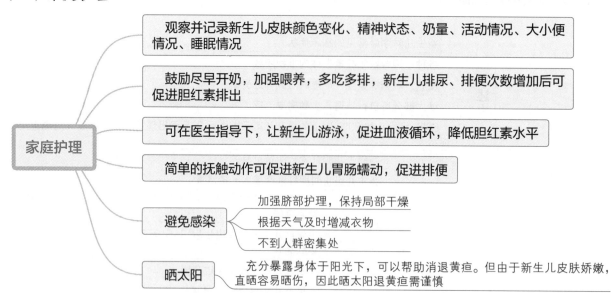

家庭护理
- 观察并记录新生儿皮肤颜色变化、精神状态、奶量、活动情况、大小便情况、睡眠情况
- 鼓励尽早开奶，加强喂养，多吃多排，新生儿排尿、排便次数增加后可促进胆红素排出
- 可在医生指导下，让新生儿游泳，促进血液循环，降低胆红素水平
- 简单的抚触动作可促进新生儿胃肠蠕动，促进排便
- **避免感染**
  - 加强脐部护理，保持局部干燥
  - 根据天气及时增减衣物
  - 不到人群密集处
- **晒太阳**　充分暴露身体于阳光下，可以帮助消退黄疸。但由于新生儿皮肤娇嫩，直晒容易晒伤，因此晒太阳退黄疸需谨慎

（二）药物治疗及其他治疗

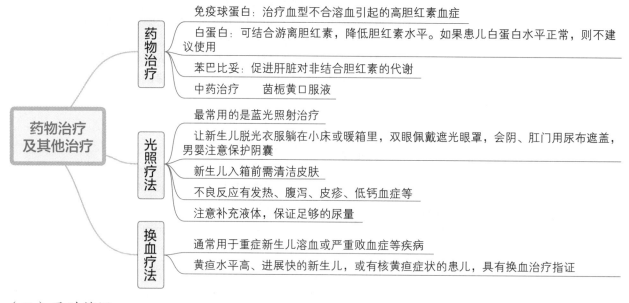

药物治疗及其他治疗
- **药物治疗**
  - 免疫球蛋白：治疗血型不合溶血引起的高胆红素血症
  - 白蛋白：可结合游离胆红素，降低胆红素水平。如果患儿白蛋白水平正常，则不建议使用
  - 苯巴比妥：促进肝脏对非结合胆红素的代谢
  - 中药治疗　茵栀黄口服液
- **光照疗法**
  - 最常用的是蓝光照射治疗
  - 让新生儿脱光衣服躺在小床或暖箱里，双眼佩戴遮光眼罩，会阴、肛门用尿布遮盖，男婴注意保护阴囊
  - 新生儿入箱前需清洁皮肤
  - 不良反应有发热、腹泻、皮疹、低钙血症等
  - 注意补充液体，保证足够的尿量
- **换血疗法**
  - 通常用于重症新生儿溶血或严重败血症等疾病
  - 黄疸水平高、进展快的新生儿，或有核黄疸症状的患儿，具有换血治疗指证

（三）及时就医

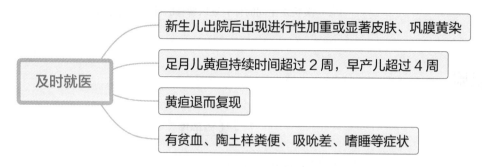

及时就医
- 新生儿出院后出现进行性加重或显著皮肤、巩膜黄染
- 足月儿黄疸持续时间超过 2 周，早产儿超过 4 周
- 黄疸退而复现
- 有贫血、陶土样粪便、吸吮差、嗜睡等症状

第二节　早产儿

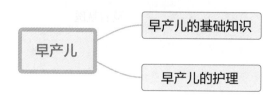

早产儿
- 早产儿的基础知识
- 早产儿的护理

一、早产儿的基础知识

- **概述**
  - 胎龄 37 足周前出生的婴儿称为早产儿
  - 出生体重大部分在 2500g 以下，头围在 33cm 以下
  - 各器官功能和适应能力较足月儿差

- **常见原因**
  - **母亲原因**
    - 子宫畸形、子宫颈松弛、子宫肌瘤
    - 慢性疾病，如心脏病、肾病、肝病、糖尿病、重症肺结核、内分泌失调、贫血及严重的溶血病等
    - 急性传染病，伴有高热
    - 妊娠高血压综合征
    - 吸烟、吸毒、酒精中毒、重度营养不良等
    - 情绪剧烈激动或过劳
    - 骨盆或脊柱畸形
    - 急性或慢性中毒
    - 意外受伤或手术
  - **胎儿 / 胎盘原因**
    - 前置胎盘，胎盘早期剥离
    - 羊水过多或过少
    - 多胎妊娠
    - 胎儿畸形，胎位异常
    - 胎膜早破，绒毛膜羊膜炎
    - 脐带异常

- **临床表现**
  - 早产儿越早产皮肤越薄弱，组织含水量多，有凹陷性压痕，色红，皮下脂肪少、肌肉少，指甲短软
  - **外观**
    - 头较大，囟门宽
    - 耳郭平软，与颅骨相贴
    - 胸廓软，乳晕呈点状，边缘不突起，乳腺小或不能摸到
    - 男性早产儿的睾丸常在腹股沟中，在发育过程中渐渐降至阴囊
    - 女性早产儿越早产其小阴唇越分开而突出
    - 手足底皱痕少
  - **体温调节**
    - 产热作用受限
    - 肌肉少，张力低，不能改变姿势以减少散热面积
    - 汗腺发育不成熟，出汗功能不全，易发生体温过高
  - 抵抗力弱
  - 呼吸快而浅，并常有不规则间歇呼吸或呼吸暂停
  - 吸吮及吞咽能力差，贲门括约肌松弛，易致呛咳
  - 胆红素结合和排泄能力差，黄疸持续时间长，症状重
  - 凝血功能不全，易出血
  - 铁、维生素 A、维生素 D 等储存量少，易导致营养缺乏
  - 在饥饿时血糖易过低而发生休克

- **并发症**
  - 呼吸系统并发症：呼吸暂停、口周皮肤青紫等
  - 脑室周围及脑室内出血或脑室周围白质软化
  - 贫血
  - 硬肿症
  - 视网膜病变
  - 感染
  - 智力低下

二、早产儿的护理

早产儿可于出生后 2~4 小时开始喂水，试喂 1~2 次无呕吐者，6~8 小时后改喂奶

吸吮能力差、吃奶量少，出现口周皮肤发绀、呼吸困难、体重过低者，可每天静脉滴注 10% 葡萄糖液 60ml/kg 体重，或应用全静脉和部分静脉高营养治疗，情况好转后改为口服

喂养方法
- 直接哺喂母乳：哺喂早产儿以母乳最佳
- 奶瓶喂养
- 胃管喂养

喂养频率
- 体重 1000g 以下者，每小时喂 1 次
- 体重 1001~1500g 者，每 1.5 小时喂 1 次
- 体重 1501~2000g 者，每 2 小时喂 1 次
- 体重 2001~2500g 者，每 3 小时喂 1 次

夜间可适当延长间隔时间。对于摄入量不足、一般情况欠佳、吸吮能力差、胃纳欠佳易吐的早产儿，以少量多次为宜

注意保暖
- 衣物以柔软暖和、简便易穿为宜
- 所有衣着宜用带系结
- 尿布以柔软、容易吸水为佳
- 室内温度保持在 24~28℃为宜
- 室内相对湿度保持在 55%~65% 为宜
- 上午、下午各测体温 1 次
- 早产儿体重达到 3000g 以上，每次吃奶量达到 100ml，可像健康新生儿一样洗澡
- 注意控制洗澡时的室内温度和水温

预防智力低下
- 早期教育可预防早产儿智力低下，关键是"早"
- 早产儿出院后应在儿童保健机构或高危儿干预机构建立档案，并定期随访
- 对早产儿实施全面干预，帮助早产儿矫正缺陷，如语言、大动作、精细动作等行为及智力发育评价和干预指导
- 有专业的小儿康复医师对早产儿进行体格发育评价、营养指导

视网膜病变筛查
- 不合理用氧是发生早产儿视网膜病变的重要危险因素
- 有些早产儿没有用氧，也出现了视网膜病变
- 对于早产儿，尤其是低出生体重儿、胎龄小的早产儿，无论是否用氧，均应按照新生儿视网膜病变筛查标准进行筛查
- 筛查标准
  - 体重小于 2000g 或胎龄小于 32 周的早产儿和低出生体重儿
  - 患有严重疾病或有明确较长时间吸氧史
- 筛查起始时间　首次检查应在出生后 4~6 周或矫正胎龄 31~32 周开始

预防感染
- 尽量少接触早产儿
- 喂奶、换尿布前认真洗手
- 奶瓶、用具等每天消毒
- 床上用品要经常洗、晒
- 居室注意通风

早产儿的护理

第三节　哺乳期应禁用或慎用的药物

剧泻药如番泻叶、大黄、硫酸镁等，会导致小儿胃肠蠕动增加及腹泻

如小儿患有葡萄糖-6-磷酸脱氢酶缺乏症，乳母不得服白陶土复合物等止泻药

消化系统药物

乳母服用卡比马唑（甲亢平），可抑制小儿的甲状腺功能

乳母服用碘剂，其在乳汁中含量较高，会抑制小儿的甲状腺功能，造成甲状腺肿大

内分泌系统药物

乳母服用氨茶碱，可造成小儿易激惹

乳母服用麻黄碱，可造成小儿易激惹，并且影响睡眠

呼吸系统药物

乳母摄入维生素A过多，小儿会出现中毒反应

乳母长期大量服用维生素D，可导致小儿高钙血症，影响智力发育

乳母过多服用维生素B_6，会抑制乳汁的分泌

维生素类药物

乳母大剂量服用雄激素可抑制乳汁分泌，使女性婴儿男性化，男性婴儿出现性早熟

乳母服用雌激素，会造成回乳

乳母禁用避孕药至断奶或分娩后6个月，避免女性小儿在青春期出现妇科肿瘤性疾病

激素类药物

哺乳期应禁用或慎用的药物

阿司匹林

可引起小儿高热、抽搐、呕吐、脑水肿等

长期服用会影响小儿的血小板功能，出现凝血机制障碍

解热镇痛药

氯霉素可抑制小儿骨髓造血功能，引起白细胞降低、再生障碍性贫血

四环素可影响小儿骨和牙的生长，导致牙釉质发育不全，易生龋齿

庆大霉素、卡那霉素可损害小儿的听力及肾功能

甲硝唑可使母乳呈苦味，影响小儿的食欲

青霉素和头孢菌素类药仅少量进入乳汁中，但不能长期使用，避免小儿出现过敏反应

复方磺胺甲噁唑可用于哺乳期，但小儿小于2个月时，乳母应避免使用，以免引起胆红素水平升高

抗菌药物

乳母长期服用安定类药物，可导致儿童萎靡不振、嗜睡、生长缓慢

乳母服用甲丙氨酯（眠尔通）后，可使小儿萎靡不振

乳母长期服用苯巴比妥，可导致小儿嗜睡、高铁血红蛋白血症

镇静安眠药

第六章
儿童五官疾病的合理用药

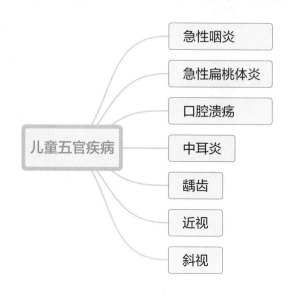

急性咽炎
急性扁桃体炎
口腔溃疡
中耳炎
龋齿
近视
斜视

儿童五官疾病

第一节 急性咽炎

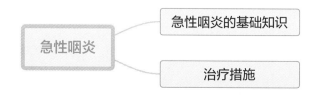

急性咽炎 —— 急性咽炎的基础知识
—— 治疗措施

一、急性咽炎的基础知识

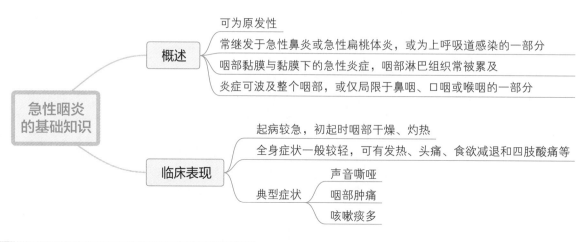

急性咽炎的基础知识

概述
- 可为原发性
- 常继发于急性鼻炎或急性扁桃体炎，或为上呼吸道感染的一部分
- 咽部黏膜与黏膜下的急性炎症，咽部淋巴组织常被累及
- 炎症可波及整个咽部，或仅局限于鼻咽、口咽或喉咽的一部分

临床表现
- 起病较急，初起时咽部干燥、灼热
- 全身症状一般较轻，可有发热、头痛、食欲减退和四肢酸痛等
- 典型症状
  - 声音嘶哑
  - 咽部肿痛
  - 咳嗽痰多

二、治疗措施

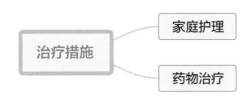

（一）家庭护理

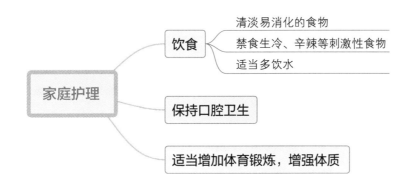

（二）药物治疗

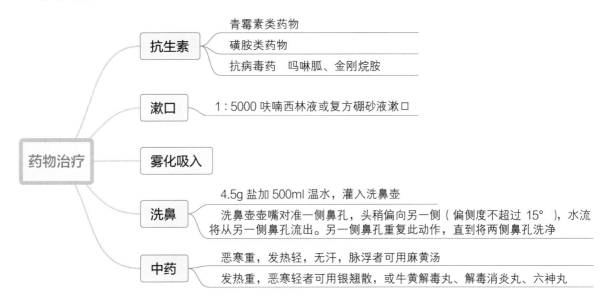

第二节　急性扁桃体炎

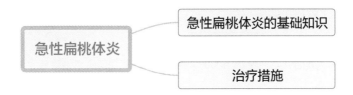

一、急性扁桃体炎的基础知识

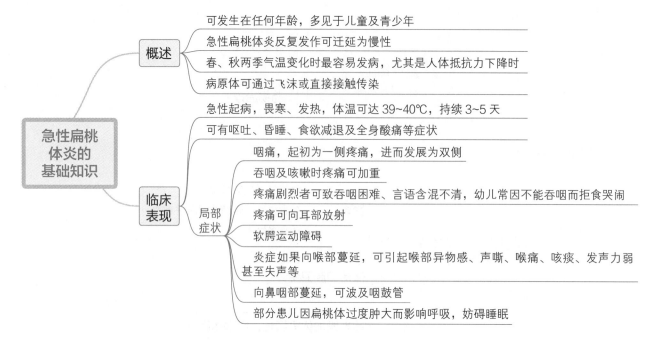

二、治疗措施

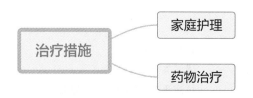

（一）家庭护理

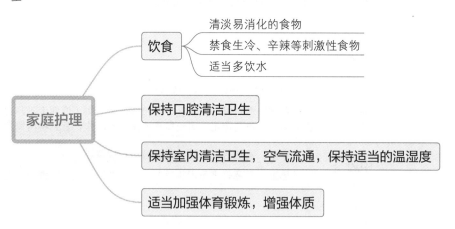

（二）药物治疗

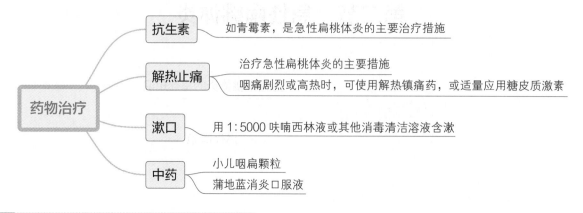

第三节　口腔溃疡

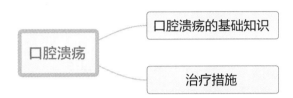

口腔溃疡 —— 口腔溃疡的基础知识

　　　　　治疗措施

一、口腔溃疡的基础知识

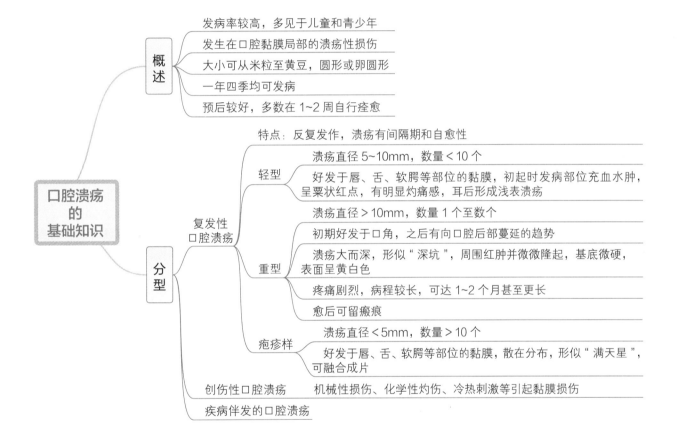

概述
- 发病率较高，多见于儿童和青少年
- 发生在口腔黏膜局部的溃疡性损伤
- 大小可从米粒至黄豆，圆形或卵圆形
- 一年四季均可发病
- 预后较好，多数在 1~2 周自行痊愈

口腔溃疡的基础知识

分型

复发性口腔溃疡
- 特点：反复发作，溃疡有间隔期和自愈性
- 轻型
  - 溃疡直径 5~10mm，数量 < 10 个
  - 好发于唇、舌、软腭等部位的黏膜，初起时发病部位充血水肿，呈粟状红点，有明显灼痛感，耳后形成浅表溃疡
- 重型
  - 溃疡直径 > 10mm，数量 1 个至数个
  - 初期好发于口角，之后有向口腔后部蔓延的趋势
  - 溃疡大而深，形似"深坑"，周围红肿并微微隆起，基底微硬，表面呈黄白色
  - 疼痛剧烈，病程较长，可达 1~2 个月甚至更长
  - 愈后可留瘢痕
- 疱疹样
  - 溃疡直径 < 5mm，数量 > 10 个
  - 好发于唇、舌、软腭等部位的黏膜，散在分布，形似"满天星"，可融合成片

创伤性口腔溃疡 —— 机械性损伤、化学性灼伤、冷热刺激等引起黏膜损伤

疾病伴发的口腔溃疡

二、治疗措施

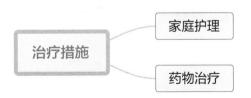

治疗措施 —— 家庭护理

　　　　　药物治疗

（一）家庭护理

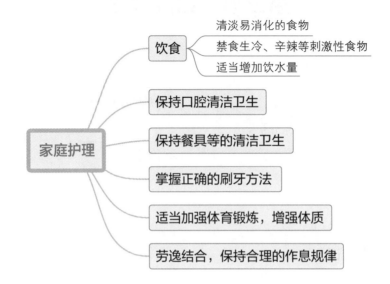

（二）药物治疗

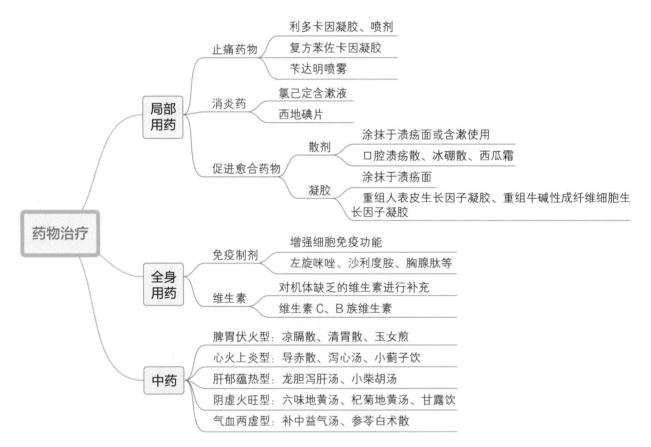

第四节 中耳炎

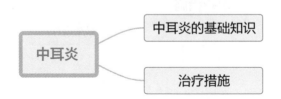

一、中耳炎的基础知识

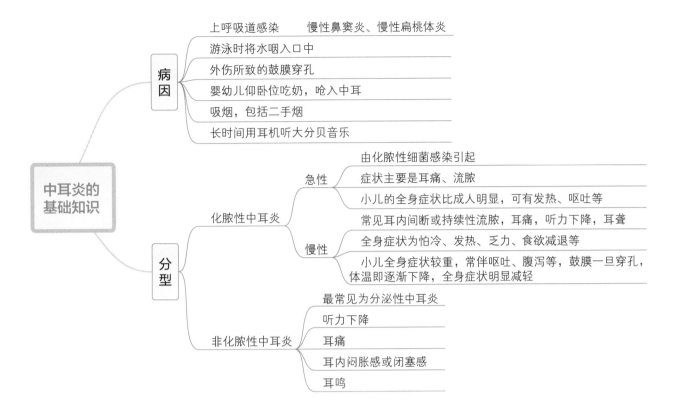

中耳炎的基础知识

病因
- 上呼吸道感染　慢性鼻窦炎、慢性扁桃体炎
- 游泳时将水咽入口中
- 外伤所致的鼓膜穿孔
- 婴幼儿仰卧位吃奶，呛入中耳
- 吸烟，包括二手烟
- 长时间用耳机听大分贝音乐

分型
- 化脓性中耳炎
  - 急性
    - 由化脓性细菌感染引起
    - 症状主要是耳痛、流脓
    - 小儿的全身症状比成人明显，可有发热、呕吐等
  - 慢性
    - 常见耳内间断或持续性流脓，耳痛，听力下降，耳聋
    - 全身症状为怕冷、发热、乏力、食欲减退等
    - 小儿全身症状较重，常伴呕吐、腹泻等，鼓膜一旦穿孔，体温即逐渐下降，全身症状明显减轻
- 非化脓性中耳炎
  - 最常见为分泌性中耳炎
  - 听力下降
  - 耳痛
  - 耳内闷胀感或闭塞感
  - 耳鸣

二、治疗措施

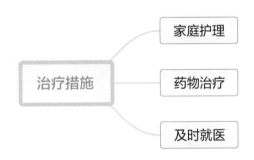

治疗措施
- 家庭护理
- 药物治疗
- 及时就医

（一）家庭护理

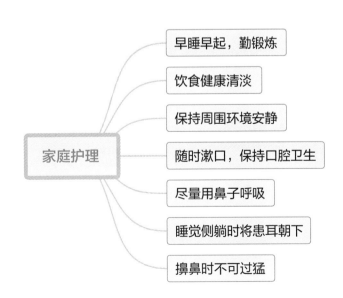

家庭护理
- 早睡早起，勤锻炼
- 饮食健康清淡
- 保持周围环境安静
- 随时漱口，保持口腔卫生
- 尽量用鼻子呼吸
- 睡觉侧躺时将患耳朝下
- 擤鼻时不可过猛

（二）药物治疗

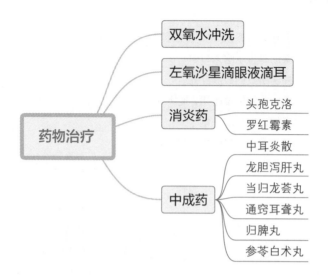

（三）及时就医

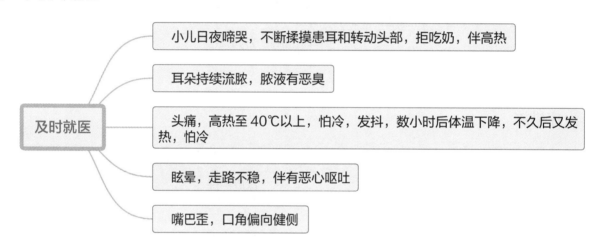

第五节　龋　齿

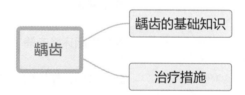

一、龋齿的基础知识

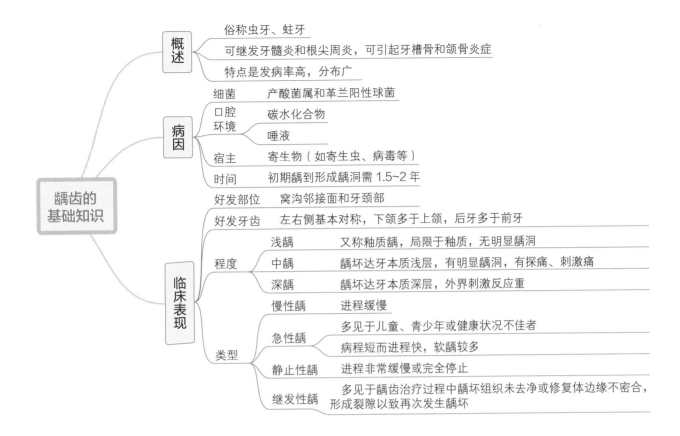

- 龋齿的基础知识
  - 概述
    - 俗称虫牙、蛀牙
    - 可继发牙髓炎和根尖周炎，可引起牙槽骨和颌骨炎症
    - 特点是发病率高，分布广
  - 病因
    - 细菌　产酸菌属和革兰阳性球菌
    - 口腔环境
      - 碳水化合物
      - 唾液
    - 宿主　寄生物（如寄生虫、病毒等）
    - 时间　初期龋到形成龋洞需 1.5~2 年
  - 临床表现
    - 好发部位　窝沟邻接面和牙颈部
    - 好发牙齿　左右侧基本对称，下颌多于上颌，后牙多于前牙
    - 程度
      - 浅龋　又称釉质龋，局限于釉质，无明显龋洞
      - 中龋　龋坏达牙本质浅层，有明显龋洞，有探痛、刺激痛
      - 深龋　龋坏达牙本质深层，外界刺激反应重
    - 类型
      - 慢性龋　进程缓慢
      - 急性龋
        - 多见于儿童、青少年或健康状况不佳者
        - 病程短而进程快，软龋较多
      - 静止性龋　进程非常缓慢或完全停止
      - 继发性龋　多见于龋齿治疗过程中龋坏组织未去净或修复体边缘不密合，形成裂隙以致再次发生龋坏

二、治疗措施

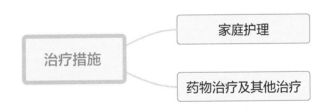

- 治疗措施
  - 家庭护理
  - 药物治疗及其他治疗

（一）家庭护理

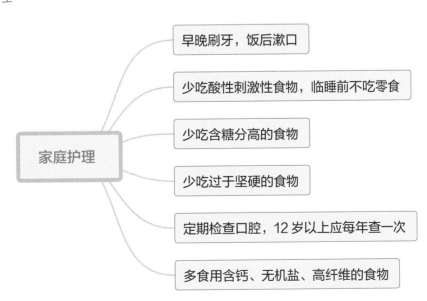

- 家庭护理
  - 早晚刷牙，饭后漱口
  - 少吃酸性刺激性食物，临睡前不吃零食
  - 少吃含糖分高的食物
  - 少吃过于坚硬的食物
  - 定期检查口腔，12 岁以上应每年查一次
  - 多食用含钙、无机盐、高纤维的食物

（二）药物治疗及其他治疗

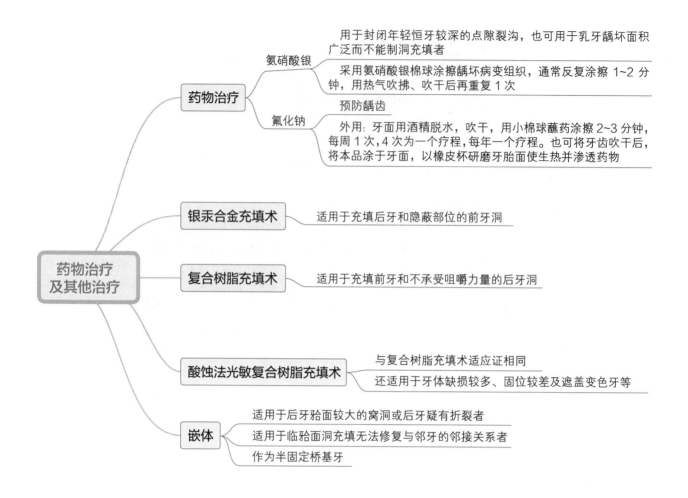

药物治疗及其他治疗
- 药物治疗
  - 氨硝酸银
    - 用于封闭年轻恒牙较深的点隙裂沟，也可用于乳牙龋坏面积广泛而不能制洞充填者
    - 采用氨硝酸银棉球涂擦龋坏病变组织，通常反复涂擦1~2分钟，用热气吹拂、吹干后再重复1次
  - 氟化钠
    - 预防龋齿
    - 外用：牙面用酒精脱水，吹干，用小棉球蘸药涂擦2~3分钟，每周1次，4次为一个疗程，每年一个疗程。也可将牙齿吹干后，将本品涂于牙面，以橡皮杯研磨牙胎面使生热并渗透药物
- 银汞合金充填术
  - 适用于充填后牙和隐蔽部位的前牙洞
- 复合树脂充填术
  - 适用于充填前牙和不承受咀嚼力量的后牙洞
- 酸蚀法光敏复合树脂充填术
  - 与复合树脂充填术适应证相同
  - 还适用于牙体缺损较多、固位较差及遮盖变色牙等
- 嵌体
  - 适用于后牙𬌗面较大的窝洞或后牙疑有折裂者
  - 适用于临𬌗面洞充填无法修复与邻牙的邻接关系者
  - 作为半固定桥基牙

第六节 近 视

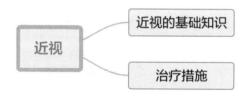

近视
- 近视的基础知识
- 治疗措施

一、近视的基础知识

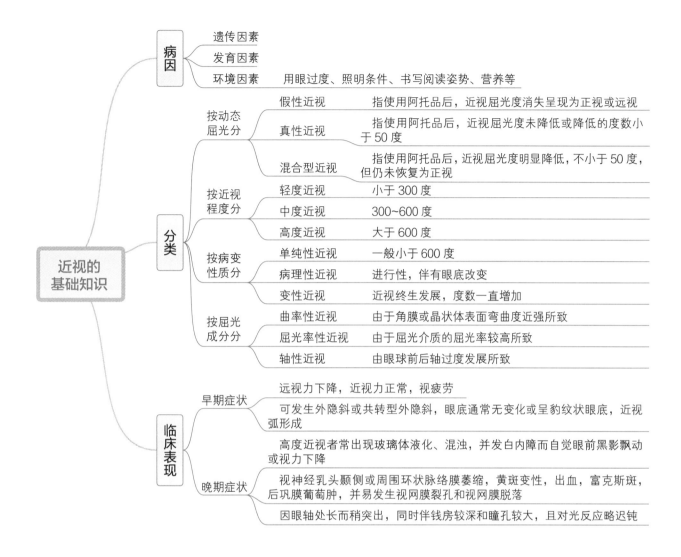

近视的基础知识
- 病因
  - 遗传因素
  - 发育因素
  - 环境因素：用眼过度、照明条件、书写阅读姿势、营养等
- 分类
  - 按动态屈光分
    - 假性近视：指使用阿托品后，近视屈光度消失呈现为正视或远视
    - 真性近视：指使用阿托品后，近视屈光度未降低或降低的度数小于50度
    - 混合型近视：指使用阿托品后，近视屈光度明显降低，不小于50度，但仍未恢复为正视
  - 按近视程度分
    - 轻度近视：小于300度
    - 中度近视：300~600度
    - 高度近视：大于600度
  - 按病变性质分
    - 单纯性近视：一般小于600度
    - 病理性近视：进行性，伴有眼底改变
    - 变性近视：近视终生发展，度数一直增加
  - 按屈光成分分
    - 曲率性近视：由于角膜或晶状体表面弯曲度近强所致
    - 屈光率性近视：由于屈光介质的屈光率较高所致
    - 轴性近视：由眼球前后轴过度发展所致
- 临床表现
  - 早期症状
    - 远视力下降，近视力正常，视疲劳
    - 可发生外隐斜或共转型外隐斜，眼底通常无变化或呈豹纹状眼底，近视弧形成
  - 晚期症状
    - 高度近视者常出现玻璃体液化、混浊，并发白内障而自觉眼前黑影飘动或视力下降
    - 视神经乳头颞侧或周围环状脉络膜萎缩，黄斑变性，出血，富克斯斑，后巩膜葡萄肿，并易发生视网膜裂孔和视网膜脱落
    - 因眼轴处长而稍突出，同时伴钱房较深和瞳孔较大，且对光反应略迟钝

二、治疗措施

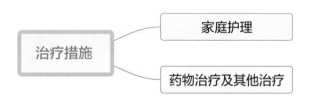

治疗措施
- 家庭护理
- 药物治疗及其他治疗

（一）家庭护理

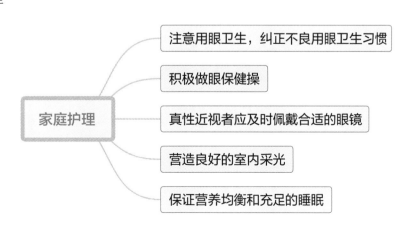

家庭护理
- 注意用眼卫生，纠正不良用眼卫生习惯
- 积极做眼保健操
- 真性近视者应及时佩戴合适的眼镜
- 营造良好的室内采光
- 保证营养均衡和充足的睡眠

（二）药物治疗及其他治疗

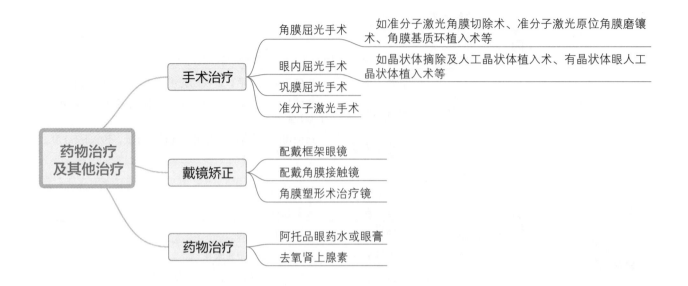

第七节　斜　视

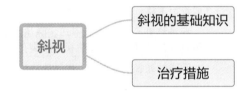

一、斜视的基础知识

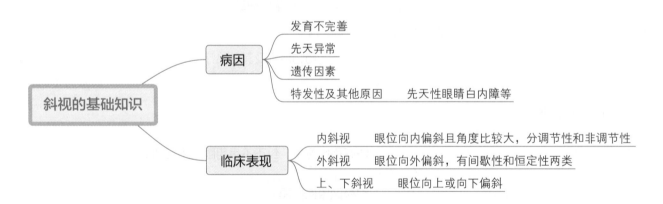

二、治疗措施

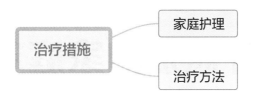

（一）家庭护理

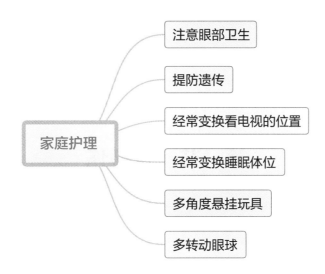

（二）治疗方法

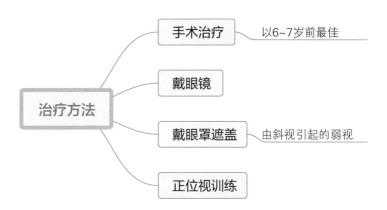

第七章
儿童意外急症的家庭急救措施

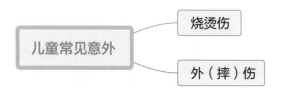

儿童常见意外
- 烧烫伤
- 外（摔）伤

第一节　烧烫伤

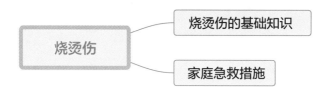

烧烫伤
- 烧烫伤的基础知识
- 家庭急救措施

一、烧烫伤的基础知识

烧烫伤的基础知识

定义
- 烧烫伤一般按烧伤治疗
- 由火力（如火焰、热液、热蒸汽、热金属等）造成的伤害；化学物质（如酸、碱、磷等）；以及电流、放射性激光等造成的损害和烧伤有相似表现，有皮肤、黏膜损害时归入烧伤治疗范畴

分型

烧伤程度

I度烧伤
- 仅伤及表皮浅层
- 表面呈红斑状，红肿、干燥、有烧灼感，无皮肤破损
- 常于3~5天内愈合
- 短期内局部皮肤颜色较深、不留瘢痕
- 治疗时不计入烧伤面积

浅II度烧伤
- 伤及真皮浅层
- 出现大小不一的水疱，局部红肿比较明显
- 去除水疱皮后创面基底潮红，疼痛明显，创面皮肤温度较高
- 如不发生感染，1~2周愈合
- 短期内局部皮肤颜色较深，一般不留瘢痕

深II度烧伤
- 伤及真皮深层
- 出现小水疱，去除水疱皮后创面基底呈红白相间或猩红色
- 患者痛觉较迟钝，皮肤温度较低
- 如不发生感染，3~4周愈合
- 常伴有瘢痕增生

III度烧伤和IV度烧伤
- 伤及皮肤全层，甚至深部肌肉、骨骼、内脏等
- 创面无水疱，因致病原因不同，痂皮可呈焦黄、焦黑或蜡白等颜色，甚至碳化，触之如皮革
- 创面干燥、发凉，疼痛消失
- 常伴有吸入性损伤、全身中毒症状等伴随症状

严重程度
- 轻度烧伤　II度烧伤总面积在9%（占体表面积）以下
- 中度烧伤　II度烧伤总面积在10%~29%之间，或III度烧伤面积不足10%
- 重度烧伤　烧伤总面积在30%~49%；或III度烧伤面积在10%~19%之间；或II度、III度烧伤面积虽不足上述比例，但有下列情况之一者，如较重的复合伤，已发生休克或全身情况较重，中、重度吸入性损伤
- 特重烧伤　烧伤总面积达50%以上，或III度烧伤面积在20%以上
- 合并休克、严重感染、严重合并损伤时，无论烧伤面积大小，均列为重度烧伤以上级别

烧伤面积评估　中国九分法

部位		占成人体表面积/%	占儿童体表面积/%
头部	发部	3	9×1	9+(12-年龄)
	面部	3		
	颈部	3		
双上肢	双上臂	7	9×2	9×2
	双前臂	6		
	双手	5		
躯干	腹侧	13	9×3	9×3
	背侧	13		
	会阴	1		
双下肢	双臀	5	9×5+1	9×5+1-（12-年龄）
	双大腿	21		
	双小腿	13		
	双足	7		

烧烫伤的基础知识 — 预防烧烫伤
- 新生儿（特别是早产儿）保暖用的热水袋或使用类似的物品时应注意用毛巾包裹，与皮肤隔开
- 电暖气等设备不能与小儿皮肤直接接触，同时需谨防漏电
- 给小儿洗澡、洗脸、洗脚时，应先放凉水再慢慢放入热水；或先把水调试好，试水温后再给小儿使用
- 热水瓶、电饭煲、电水壶等物品不应放在小儿能够直接或间接触及之地
- 带小儿去新的环境，必须注意热容器的摆放位置，让小儿玩耍时远离此处
- 使用电火锅时，要避免小儿玩耍时被电线绊倒，拉翻火锅，造成烧烫伤
- 在熨烫衣服时，不要让小儿在旁边玩耍
- 不要边吸烟边照看小儿
- 家中若有强酸、强碱等化学物品，应放在小儿接触不到的地方
- 培养小儿的安全意识 —— 家长要从小向小儿反复讲明玩火、打火机以及燃气灶具的危险性，教育小儿不要在厨房玩耍打闹

二、家庭急救措施

家庭急救措施

冲
- 以流动的清水（注意不是冻冰的冷水）冲洗伤口，至少5分钟
- 若皮肤直接被硫酸、盐酸、硝酸、氢氧化钠等化学液体烧伤，应立即用清水冲洗，然后去医院就诊

脱
- 若衣物被粘贴在伤口处，应立即剥离衣物
- 剥离前应充分泡湿后，再小心除去，必要时可用剪刀剪开衣服，或暂时保留粘连部分，避免将水疱弄破

泡
- 在冷水（加冰块）中持续浸泡15～30分钟
- 若烧伤面积太大或小儿年纪较小，不宜浸泡过久

盖
- 如无破裂的水疱，可在烧伤处涂抹抗菌药物软膏或用清洁干净的纱布等覆盖受伤部位
- 不要在受伤部位涂抹米酒、酱油、牙膏等

送
- 若小儿烧伤严重、水疱破裂或发生在关节处，应立即送往医院

第二节 外（摔）伤

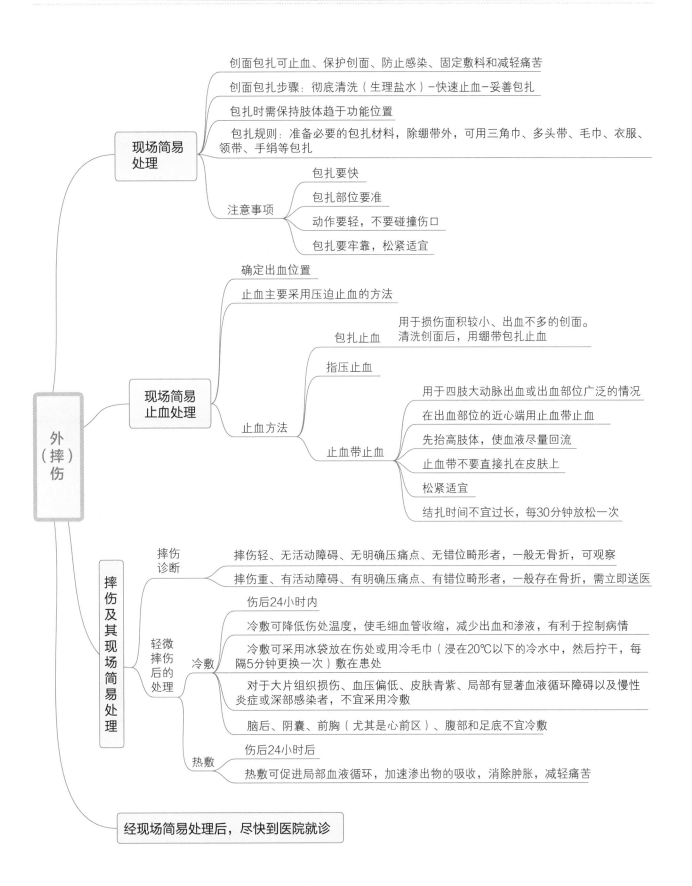

外（摔）伤

现场简易处理

- 创面包扎可止血、保护创面、防止感染、固定敷料和减轻痛苦
- 创面包扎步骤：彻底清洗（生理盐水）-快速止血-妥善包扎
- 包扎时需保持肢体趋于功能位置
- 包扎规则：准备必要的包扎材料，除绷带外，可用三角巾、多头带、毛巾、衣服、领带、手绢等包扎
- 注意事项
  - 包扎要快
  - 包扎部位要准
  - 动作要轻，不要碰撞伤口
  - 包扎要牢靠，松紧适宜

现场简易止血处理

- 确定出血位置
- 止血主要采用压迫止血的方法
- 止血方法
  - 包扎止血：用于损伤面积较小、出血不多的创面。清洗创面后，用绷带包扎止血
  - 指压止血
  - 止血带止血
    - 用于四肢大动脉出血或出血部位广泛的情况
    - 在出血部位的近心端用止血带止血
    - 先抬高肢体，使血液尽量回流
    - 止血带不要直接扎在皮肤上
    - 松紧适宜
    - 结扎时间不宜过长，每30分钟放松一次

摔伤及其现场简易处理

- 摔伤诊断
  - 摔伤轻、无活动障碍、无明确压痛点、无错位畸形者，一般无骨折，可观察
  - 摔伤重、有活动障碍、有明确压痛点、有错位畸形者，一般存在骨折，需立即送医
- 轻微摔伤后的处理
  - 冷敷
    - 伤后24小时内
    - 冷敷可降低伤处温度，使毛细血管收缩，减少出血和渗液，有利于控制病情
    - 冷敷可采用冰袋放在伤处或用冷毛巾（浸在20℃以下的冷水中，然后拧干，每隔5分钟更换一次）敷在患处
    - 对于大片组织损伤、血压偏低、皮肤青紫、局部有显著血液循环障碍以及慢性炎症或深部感染者，不宜采用冷敷
    - 脑后、阴囊、前胸（尤其是心前区）、腹部和足底不宜冷敷
  - 热敷
    - 伤后24小时后
    - 热敷可促进局部血液循环，加速渗出物的吸收，消除肿胀，减轻痛苦

经现场简易处理后，尽快到医院就诊

参考文献

[1] 支立娟，陈圣洁，巩文艺. 儿科用药指导手册 [M]. 北京：中国医药科技出版社，2017.

[2] 王国权，贡联兵. 儿科用药速查 [M]. 北京：人民军医出版社，2010.

[3] 崔振泽，范丽君. 儿科常用药物解析 [M]. 辽宁：辽宁科学技术出版社，2015.

[4] 刘建芳. 儿科安全用药监护手册 [M]. 北京：人民军医出版社，2013.

[5] 杨玉梅. 新生儿合理用药一册通晓 [M]. 北京：人民军医出版社，2013.

[6] 重庆医科大学附属儿童医院. 儿科疾病的合理用药 [M]. 北京：人民卫生出版社，2011.

[7] 丁海运. 孕产妇及儿童合理用药指导手册 [M]. 安徽：安徽科学技术出版社，2016.

[8] 杜光，容志惠. 慢性病用药指导丛书：儿童常见慢性病用药分册 [M]. 湖北：湖北科学技术出版社，2015.

[9] 刘丽萍. 儿童安全用药速查 [M]. 北京：人民军医出版社，2014.

[10] 唐洪侠，李文辉，王征军. 儿科合理用药 [M]. 北京：中国医药科技出版社，2009.

[11] 王川平. 儿科疾病用药手册 [M]. 北京：人民军医出版社，2011.

[12] 陈自励，李凤英. 新生儿临床用药 [M]. 第 2 版. 北京：人民卫生出版社，2010.